CONTRIBUTION A L'ÉTUDE

De la Chirurgie
du Sympathique

DANS LES

NÉVRALGIES ET SYNDROMES DOULOUREUX

LYON

A. STORCK & Cⁱᵉ, ÉDITEURS

8, rue de la Méditerranée

1900

Dʀ J. TERMIER

CONTRIBUTION A L'ÉTUDE

De la Chirurgie
du Sympathique

DANS LES

NÉVRALGIES ET SYNDROMES DOULOUREUX

LYON

A. STORCK & Cⁱᵉ, ÉDITEURS

8, rue de la Méditerranée

1900

CHAPITRE PREMIER

PRÉLIMINAIRES

Les différentes interventions sur le sympathique qui sont décrites au cours de ce travail ont été tentées pour la première fois par M. le D' Jaboulay, en novembre 1898, et dans les mois qui suivirent. Elles ont fait l'objet d'une série d'articles de cet auteur dans le *Lyon Médical* de la même époque (1), dans la *Province Médicale* (2), et dans le cinquième volume des Travaux de Neurologie Chirurgicale. Citons encore une courte publication sur le même sujet, que nous avons fait paraître dans les *Archives Provinciales de Chirurgie* (septembre 1899).

L'historique de ces interventions se réduit donc à fort peu de chose puisque nous n'en avons trouvé mention absolument nulle part antérieurement dans la littérature médicale. Il est donc évident qu'aucune question de priorité ne peut se poser et que celle-ci st incontestablement acquise à M. Jaboulay.

(1) *Lyon Médical*, 1899, vol. I, p. 102, 175, 279, 431 ; vol. II, p. 215 vol. III, p. 39.

(2) *Province Médicale*, 25 mars 1899.

Au sujet de la névralgie pelvienne en particulier, nombre d'auteurs, surtout allemands, avaient bien déjà songé à la localiser dans les plexus ganglionnaires du bassin, mais aucune médication directe d'ordre chirurgical n'avait été dirigée dans ce sens. En France, en revanche, si on s'occupait moins de discuter la pathogénie de l'affection, un certain nombre de chirurgiens avaient préconisé la dilatation rectale, quelques-uns même avaient pressenti le rôle que devait jouer dans l'amélioration consécutive l'élongation des nerfs périrectaux. Les résultats à vrai dire étaient souvent négatifs ou peu durables, parce qu'en définitive la modification apportée à l'innervation pelvienne était seulement temporaire et peu profonde. Ensuite, chez les premiers chirurgiens qui l'employèrent l'opération était peut-être autant une trouvaille heureuse que la conséquence bien arrêtée d'une conception pathogénique antérieure; pour toutes ces raisons, nous croyons qu'il y a loin d'une telle intervention à la paralysie du sympathique sacré et à la rupture des connexions centrales du plexus hypogastrique, telle qu'elle est systématiquement obtenue par le décollement rectal. Tout au plus pourrait-on à la rigueur considérer la dilatation ano-rectale comme un premier jalon sur la voie qui devait mener à cette dernière opération.

Le décollement du rectum fut pratiqué pour la première fois (1) dans deux cas de névralgie pelvienne, le 18 novembre et le 8 décembre 1898 (obs. I et II). Dans le premier cas, M. Jaboulay y joignit la résection bilatérale de la chaîne sympathique sacrée. Les observations de

(1) JABOULAY. — *Lyon Méd.*, janvier 1899.

Ruggi (1) furent publiées en mai 1899. La première opération pratiquée suivant son procédé est du 23 février.

En ce qui concerne l'application du décollement du rectum au traitement des troubles névralgiques ou vaso-moteurs du membre inférieur, application basée et sur les connexions nerveuses existant entre les plexus pelviens et la sciatique, et sur les liens unissant la pathologie du bassin à celle de la jambe; il est impossible de trouver aucune indication antérieure.

Les auteurs se sont bornés à noter la coïncidence fréquente de ces troubles avec les affections pelviennes; quelques-uns ont apporté des hypothèses; aucun n'a émis une idée thérapeutique ressemblant de loin ou de près à celle dont est née l'intervention. Celle-ci fut pratiquée pour la première fois dans un cas de sciatique (obs. III), le 16 janvier 1899 et chez une malade présentant des troubles vaso-moteurs graves du membre inférieur (obs. X), le 23 janvier de la même année (2).

Même chose pour les névralgies abdominales. Là encore les auteurs sont en majorité qui admettent la pathogénie sympathique, mais pas un n'a tenté un traitement direct dans ce sens. C'est le 28 janvier 1899 que fut opérée la première malade à qui l'on ait fait la discision du plexus solaire (obs. XVII).

Ajoutons à cette occasion que M. Jaboulay a étendu sa priorité aux autres affections relevant probablement du

---

(1) Ruggi. — *Policlinico*, Rome, 15 mai 1899.

(2) Cette dernière malade fit le sujet d'une communication à la Société de Chirurgie de Lyon, le 2 mars 1899. Elle y fut présentée le 3 mars. Voir la *Province Médicale*, 25 mars 1899 et la *Revue de Chirurgie*, septembre 1899, p. 357.

même système et qu'on pourrait, pense-t-il, essayer logiquement de traiter de la même sorte.

Quant à la résection du ganglion cervical supérieur, l'opération elle-même avait déjà été décrite et employée auparavant, en particulier comme traitement de l'épilepsie; mais M. Jaboulay, de même qu'il a été le premier à la préconiser dans le goitre exophtalmique ou comme moyen d'améliorer la vision éloignée, a également été le premier à en faire un traitement raisonné de la névralgie faciale, au même titre que les excisions nerveuses ou la gasserectomie.

La première résection du ganglion cervical dans un cas de névralgie faciale (obs. XIX) remonte au 22 février 1899. Le malade fut présenté à la Société de chirurgie de Lyon le 9 mars de la même année et le fait, ainsi que la communication qui l'accompagnait, fut mentionné dans la *Province Médicale* (25 mars 1899), dans le *Lyon Médical* (28 mai 1899) et dans la *Revue de Chirurgie* (tome XX, septembre 1899, p. 357). Sans citer ces publications, Cavazzani (1) relata en février 1900 une observation de névralgie faciale traitée par la résection du ganglion cervical supérieur. L'opération avait été pratiquée le 27 novembre 1899. D'autres chirurgiens (2) y ont eu recours depuis dans des cas analogues (Chipault, Bérard).

Dans le présent travail dont la thérapeutique est l'idée dominante, sinon exclusive, nous avons accordé une grosse place aux observations. Lorsqu'il s'agit de présenter et de faire juger de nouvelles interventions, les

(1) CAVAZZANI. — *Ricista Veneta di Scienze mediche*, Venise, 15 février 1900.

(2) CHIPAULT. — *Bull. Acad. méd.*, 15 mai 1900.

faits valent plus que les théories. D'ailleurs malgré les études récentes faites, en Angleterre notamment, sur le sympathique, il est sûr que la physiologie et les connexions de ce système sont encore bien imparfaitement connus.

Aussi, en un pareil sujet, nous eût-il paru prématuré de prendre un ordre synthétique. C'est région par région que nous parlerons des interventions et des maladies auxquelles elles s'adressent. Quant les faits seront plus nombreux et les résultats plus anciens, alors seulement pourra-t-on tenter de les classer suivant leur lien logique pour essayer d'en dégager une loi générale. Notre tâche plus modeste sera simplement d'apporter des faits et nous faisons notre possible pour les exposer très exactement.

Sans entrer dans de grands détails sur la symptomato-logie, nous parlerons seulement, à propos de chaque affection, des points qui peuvent faire pencher en faveur d'une participation sympathique et expliquer, encore que d'une bien obscure façon, la raison des succès. De même pour le traitement, nous citerons simplement quelques interventions chirurgicales autres, et cela pour montrer que plusieurs sont insuffisantes, parce qu'elles ne s'appliquent pas à la pathogénie que nous croyons vraie, et que beaucoup constituent, au point de vue chirurgical, des opérations plus difficiles ou plus dangereuses que celles que nous décrivons. Les pages consacrées aux affections justiciables du décollement du rectum seront suivies d'un chapitre intercalaire sur le manuel opératoire qu'il convient d'employer en pareil cas.

Enfin, pour terminer, l'interprétation des résultats et d'un certain nombre de faits anatomiques ou cliniques nous amènera à envisager à un point de vue spécial le syndrome névralgie; et sans que nous ayons la prétention de trancher une aussi grosse question, à hasarder une hypothèse sur la pathogénie de celle-ci, hypothèse il est vrai et basée en grande partie sur un argument thérapeutique, mais qu'il appartiendra peut-être à des études ultérieures de démontrer juste.

Et maintenant, avant de commencer, qu'on nous permette d'exposer ici, en épigraphe pour ainsi dire, les quelques théorèmes physiologiques suivants, déjà mentionnés dans la thèse d'agrégation de Laboulbène et qui peuvent servir, croyons-nous, de justification à tout le présent travail.

1º Les filets et les ganglions du système grand sympathique sont les uns très sensibles, les autres peu ou pas; dans certaines parties, notamment dans les plexus surrénaux, leur sensibilité est supérieure à celle des nerfs rachidiens.

2º Le degré de sensibilité diffère d'une espèce animale à l'autre, et dans la même, suivant les différentes parties de la chaîne ganglionnaire.

3º La sensibilité du sympathique est toujours exaltée par l'état inflammatoire; les filets péritonéaux, par exemple, insensibles avant l'inflammation, sont extrêmement sensibles, celle-ci une fois produite.

4º Dans le syndrome de Brown-Séquard, l'hyperesthésie s'étend même aux filets sympathiques.

5º Les filets qui accompagnent les artères sont sensibles, la douleur qui suit la ligature d'une de celles-ci en est la preuve.

6º On peut dire, en définitive, que, des filets du grand sympathique, les uns sont sensibles et les autres pas, mais que tous peuvent le devenir.

CHAPITRE II

— —

INTERVENTIONS DANS LES NÉVRALGIES ET SYNDROMES

DOULOUREUX DU BASSIN

Le chapitre de la névralgie pelvienne est bien certainement un des plus obscurs de la nosologie; loin de
s'entendre sur l'extension même du terme, et sur les
symptômes qu'il convient de décrire sous ce titre, les
auteurs ne s'entendent pas sur le fond et certains élèvent
des doutes quant à l'existence propre, autonome, de la
maladie. Cependant, quel que soit le nom qu'on lui
donne, on ne saurait en nier la réalité; il est d'observation courante qu'une femme peut présenter des phénomènes douloureux plus ou moins intenses dans sa sphère
génitale, sans qu'un examen minutieux permette de
constater quoi que ce soit en fait de lésions pouvant jouer
le rôle de causes. D'ailleurs, si, il y a quelque temps, un
certain nombre d'auteurs, parmi lesquels Lawson Tait,
ont dénié au vaginisme et à la névralgie pelvienne une
existence protopathique, les gynécologistes actuels sont
revenus de cette opinion exagérée, et dans les traités

récents, consacrent tous à l'affection un chapitre plus ou moins détaillé.

Seulement, point assez singulier, les auteurs d'aujourd'hui sont muets ou presque sur la pathogénie, et ce sont les symptômes, l'étiologie et surtout le traitement qui font l'objet de leur description. Au contraire, les premières études sur la névralgie pelvienne accordaient une large place à la solution du problème pathogénique. Dès cette époque, les auteurs allemands, Eulenburg, Romberg, Guttman, avaient admis, pour la névralgie pelvienne, une participation exclusive ou du moins prépondérante du grand sympathique. Ils avaient même décrit, un peu *a priori* peut-être, une hyperesthésie du plexus hypogastrique ; et si, en fait, leur thérapeutique n'était pas dirigée directement dans ce sens, comme celle que nous préconisons plus loin, du moins, en théorie, subordinaient-ils les douleurs pelviennes à un état inconnu du grand sympathique qu'il aurait suffi de modifier pour les faire disparaître.

Contre les affections qu'Erb range en série : névralgies hypogastrique, utérine, spermatique, ano-rectale, vésicale, dysménnorhée, Neftel préconisa même la galvanisation du centre génito-spinal et des plexus sympathiques, avec anode sur le dos, au niveau du renflement lombaire, et cathode au-dessus de la symphyse.

En somme, « que le sympathique sacré soit à la fois sensitif et moteur, qu'il préside à l'hyperesthésie et à la contraction des organes pelviens, le fait n'est pas douteux. On connaît en outre des observations dans lesquelles il a présidé seul aux fonctions de la parturition et de l'accouchement. On a vu des femmes à la colonne vertébrale fracturée continuer leur grossesse et accoucher ; on a coupé la moelle à des femelles d'animaux qui ont pu être fécondées et mettre bas (1). »

Enfin, si l'on veut se reporter plus loin à l'exposé anatomique du système nerveux pelvien (chapitre IV), on verra que les seuls nerfs rachidiens destinés aux viscères du bassin sont représentés par les grêles filets qui vont des branches antérieures des paires sacrées au plexus hypogastrique, et par la branche périnéale profonde du nerf honteux interne, qui va à l'urèthre. Tous les autres nerfs du plexus sacré se rendent aux muscles et à la peau. On voit donc que c'est presque exclusivement du système sympathique que relève l'innervation *viscérale* pelvienne, et que c'est, par suite, ce système qu'on doit accuser dans les syndromes douloureux du bassin.

D'ailleurs, en admettant même que les grêles filets viscéraux du plexus sacré soient pour quelque chose dans le symptôme douleur, leur intrication intime avec les fibres ganglionnaires et leur solidarité avec celles-ci dans une opération devant nécessairement modifier profondément tout l'appareil nerveux pelvien, surtout le fait que ces filets sont rompus ou traumatisés au moment du décollement rectal suffiraient pour faire de cette opération le procédé de choix, même si l'on voulait agir spécialement sur eux.

Seulement, ce qu'il faut remarquer, c'est que l'innervation du bassin ne vient pas seulement du plexus sacré et de la chaîne ganglionnaire sympathique, une notable portion des fibres est d'origine abdominale et provient

(1) JABOULAY. — *Lyon Médical*, 1899, vol. I, p. 103.

du plexus solaire, par le plexus utéro-ovarien, et du plexus lombo-aortique, par les filets mésentériques inférieurs. Il s'ensuit que la névralgie pelvienne peut revêtir plusieurs modalités cliniques différentes suivant que le processus pathologique siège dans les uns ou dans les autres des plexus ganglionnaires du bassin.

Et de fait, ainsi que nous le verrons plus loin à propos des névralgies annexielles, les observations montrent bien cette distinction. Celle-ci, bien entendu, n'est pas absolue : les associations cliniques ou les types de transition sont fréquents. Nous voulions seulement insister sur ce fait que le décollement rectal agissant principalement par la rupture des filets qui unissent le plexus hypogastrique aux nerfs sacrés et à la chaîne sympathique, s'applique surtout au type ordinaire de la névralgie pelvienne. Lorsqu'il y a au contraire un retentissement ascendant s'exerçant sur le plexus utéro-ovarien, et se traduisant par de la névralgie annexielle et des irradiations abdominales, on pourra recourir à un autre procédé opératoire (V. chap. IV).

Pour nous, étant donné que l'idée dominatrice de ce travail est une idée de thérapeutique chirurgicale, nous ne voulons pas entrer dans de longs développements théoriques ni symptomatiques sur la névralgie pelvienne. Au point de vue qui nous occupe, nous prendrons le terme dans son sens le plus large, dans sa signification la plus compréhensive. Ce mot : névralgie pelvienne, représentera donc une rubrique, un titre de chapitre si l'on veut, dans lequel nous ferons rentrer les syndromes douloureux du bassin, les *névralgies pelviennes*. Et de fait, si au point de vue clinique, il convient de décrire à part la coccygodynie, le vaginisme, l'hystéralgie, etc., on peut admettre, avec Erb, qu'il s'agit là de maladies sœurs par leur pathogénie, quoique différemment localisées t dont par suite le traitement pourra être identique.

Ceci posé, nous pouvons admettre la formule de Richelot, en la modifiant un peu, et par névralgie pelvienne, entendre l'ensemble des phénomènes douloureux graves, rebelles, permanents ayant pour siège les organes du bassin, ne correspondant pas à des lésions définies, et s'accompagnant d'un état névropathique plus ou moins accentué.

Seulement, présentée ainsi, la question est trop générale, et nous devons examiner en détail les divers types cliniques qui se présentent ordinairement, c'est-à-dire la coccygodynie, le vaginisme, l'hystéralgie et les névralgies annexielles, toujours en faisant remarquer que les formes d'association sont fréquentes et peuvent varier beaucoup.

En dernier lieu enfin, les heureux effets du décollement du rectum non seulement dans les névralgies pelviennes, mais encore dans une affection comme la sciatique, nous montrant que c'est là un moyen puissant d'amener dans tout le système nerveux pelvien une modification fontionnelle profonde, il serait, par suite, logique d'essayer ce traitement dans les cas de douleurs *secondaires* siégeant dans le bassin.

Il est permis de croire que la suppression d'une partie des connexions centrales du plexus hypogastrique contribuera au résultat cherché. A l'avenir de montrer si celui-ci suivra l'intervention.

Coccygodynie. — Affection décrite par Krukenberg, Nott, Simpson, Erichsen, Scanzoni, la coccygodynie consiste essentiellement dans une sensation douloureuse occupant la région coccygienne avec irradiations fréquentes dans le périnée, la région vésicale et même la hanche. La souffrance peut être assez vive pour gêner notablement la marche, la station assise et même la défécation; elle s'exaspère par les secousses légères, comme celles de la toux ou de l'éternuement et par la pression, surtout de bas en haut, sur le coccyx.

Il est sûr que la coccygodynie peut être souvent causée par des altérations organiques du coccyx, de ses ligaments ou de son périoste, mais il est également certain que dans un assez grand nombre d'observations on n'a trouvé dans les os ou dans les parties molles aucune cause capable d'engendrer les douleurs vives accusées par les malades. Aussi dans ces cas, les observateurs ont-ils été unanimes à admettre que l'affection était en réalité une névralgie du plexus coccygien.

Nous n'insisterons pas sur le traitement médical qui a donné quelques succès. La faradisation a été souvent tentée, notamment par Seeligmuller qui lui dut un beau cas de guérison dans une coccygodynie datant de douze ans. D'autres ont été moins heureux et ont pensé à intervenir chirurgicalement.

La première intervention, déjà fort ancienne, fut pratiquée par Nott (1832), qui fit l'extirpation du coccyx. Cette pratique a surtout été renouvelée plusieurs fois par Scanzoni et surtout Simpson; ce dernier auteur se bornait le plus souvent à la section sous-cutanée de tous les muscles ou ligaments s'insérant à l'os et avait remarqué que cette intervention donnait de meilleurs résultats que l'ablation pure et simple du coccyx. Peut-être pourrait-on expliquer ce fait par la section concomitante des rameaux nerveux destinés à l'os et à son périoste.

En tout cas, nous pensons qu'il ne s'agit là que d'un cas particulier de la névralgie pelvienne, localisée alors dans les fibres émanées du plexus coccygien, aussi croyons-nous qu'on pourrait logiquement tenter de traiter la coccygodynie en intervenant directement sur le sympathique sacré par le décollement du rectum. Les observations nous manquent jusqu'à présent, mais ce serait en tout cas une expérience intéressante à tenter ; justifiée à la fois par la pathogénie et par la ténacité de l'affection, et sans danger pour le malade.

Vaginisme. — Nous ne voulons pas rééditer ici les polémiques relatives aux rapports de vaginisme et de l'hyperesthésie vulvaire. Les lecteurs que cela pourrait intéresser n'auront qu'à se reporter aux thèses de Charrier de Visca, de Lutaud. Il paraît difficile d'admettre la contracture sans l'hyperesthésie initiale, les observations où el. est signalée ainsi se rapportent au vaginisme supérieur (Hildebrand), mais ceci et le fait que l'hyperesthésie, lorsqu'elle existe, n'est pas forcément accompagnée de contracture, n'importe guère au point de vue spécial qui nous occupe.

Raciborsky considère la contracture comme secondaire ; Lisfranc, Gosselin, et plus récemment Lawson Tait la nient ; ce dernier refuse même d'admettre l'existence du *constrictor cuni*. Visca penche à croire qu'elle ne se produit que lorsque l'hyperesthésie siège à l'entrée même de la vulve. Nous admettrons donc avec la plupart des auteurs, que le *primum movens* de l'affection, c'est l'hyperesthésie vulvaire, sur laquelle vient se greffer parfois, mais non nécessairement, une certaine contracture du sphincter vaginal et même du releveur de l'anus. Nous ne nous occupons pas, bien entendu, des cas où cette hyperesthésie est nettement secondaire à une lésion qu'il suffira de guérir pour voir disparaître du même coup l'affection surajoutée.

Le vaginisme est caractérisé par des douleurs lancinantes, une sensation de cuisson et de brûlure paraissant à intervalles variables et irradiant dans diverses directions, vers le col utérin, le sacrum, la vessie, etc. Cette douleur est exaspérée par le contact le plus léger ; l'introduction du doigt, d'une canule, *a fortiori* du pénis est impossible. Aussi la femme redoute-t-elle au plus haut point toute tentative de coït. Sans qu'il soit besoin d'insister, on comprend les déplorables conséquences d'une telle affection, aussi bien pour la femme qui tombe souvent dans l'hypocondrie, qu'au point de vue social. Bien que rien, physiologiquement ou anatomiquement, ne s'oppose d'une façon absolue à la possibilité de la conception, la stérilité est de règle.

Ajoutons que dans beaucoup d'observations le vaginisme est accompagné de douleurs plus profondes, d'hystéralgie plus ou moins vive. Si l'on joint ce fait à cet autre déjà remarqué par Visca, Scanzoni, Raciborsky, que la dysménorrhée est fréquente chez ces malades, on y verra un sérieux argument à l'appui de l'origine sympathique de l'affection.

Examinons maintenant les différents traitements chirurgicaux employés dans les cas *rebelles* de vaginisme. La liste est longue comme on pourra le voir.

Opérations non sanglantes. — On a préconisé les *cautérisations* de la vulve (Demarquay, Saint-Vel); du vagin (Lisfranc); du col (Jobert). Elles paraissent n'agir que s'il y a de petites érosions. ou bien un état inflammatoire de la muqueuse ayant déterminé le vaginisme.

La *dilatation vaginale* a été proposée, sous différentes formes, par un grand nombre de chirurgiens : *graduelle* à l'aide de mèches, d'éponges, d'ampoules de caoutchouc, de bougies spéciales (Sims); *brusque* avec les doigts, avec un spéculum introduit fermé et retiré ouvert.

Mais la dilatation vaginale est le plus souvent insuffisante et l'affection récidive bientôt lorsqu'elle a cédé pour un temps. D'ailleurs, ce qui le prouve bien, ce sont les faits où même après un accouchement, le spasme et l'hyperesthésie reparaissent aussi forts qu'avant.

La *dilatation anale seule* n'a donné que des succès intermittents. Dans un cas de Vigla, trois dilatations anales forcées n'amenèrent aucune amélioration.

Par la *dilatation de l'anus et du rectum* aussi haut que possible, M. le professeur Poncet (1) déclare avoir eu des succès dans des cas de névralgie pelvienne. Il est évident que c'est là une opération préférable à la précédente, parce que, produisant une distension plus complète du collier nerveux périrectal constituant le plexus hypogastrique, elle amène dans l'innervation pelvienne une modification plus profonde. D'ailleurs l'intervention peut se répéter sans inconvénient autant de fois que la réapparition des symptômes pourrait l'exiger.

(1) *Semaine Médicale,* 1899, p. 64.

La *dilatation simultanée de l'anus et du vagin*
avait déjà été proposée dans la thèse de Visca (Paris, 1870);
en 1879 l'idée fut reprise par M. Aubert (1). A la suite
d'une observation où le succès fut complet, ce chirurgien
proposa l'opération comme méthode générale de traitement du vaginisme. L'auteur avait même indiqué
l'élongation des nerfs périrectaux comme devant être
probablement la cause de la guérison.

Il est sûr que c'est là, comme le précédent, un moyen
auquel on doit un certain nombre de succès et qu'on
peut toujours légitimement tenter avant une intervention
plus sérieuse, car il est sans danger. Mais les modifications amenées ainsi sur le système nerveux pelvien sont
moins profondes et moins étendues que dans le décollement du rectum, et peut-être est-ce là la cause des
nombreux insuccès de la méthode ou du moins de
l'inconstance des résultats.

En raison de celle-ci on a cherché à faire des interventions plus radicales. La liste des opérations sanglantes
préconisées contre le vaginisme est longue, ce qui ne fait
guère leur éloge. Certaines ont échoué, d'autres ont donné
quelques succès. Quoi qu'il en soit, les voici.

Opérations sanglantes :

1° Incision de la muqueuse vaginale (Poullet); scarifica-
tions (Michon);

2° Excision complète de l'hymen et des caroncules
(Bernutz);

(1) Aubert. — *Lyon Médical*, 1879.

3° Excision des petites lèvres (un insuccès, Sims);

4° Section, sous-cutanée ou non, du sphincter vaginal (Sims);

5° Excision cunéiforme du *constrictor cuni* (Sims); ajoutons que cet auteur découragé par l'insuccès des interventions sanglantes dans le vaginisme finit par les rejeter du traitement de l'affection;

6° Incision sous-muqueuse du sphincter vulvaire suivie de dilatation (Auvard);

7° Sections sous-cutanées bilatérales du même (Charrier);

8° Sections sous-cutanées bilatérales du sphincter anal (Jobert, Dolbeau, Tarnier), cette opération valut à Dolbeau (*Gaz. des Hôpit.*, 1868) un beau succès chez la malade citée plus haut, à laquelle Vigla avait vainement fait trois dilatations ano-rectales;

9° Section des filets nerveux péri-vulvaires (Trélat);

10° Section du nerf honteux interne, simple (Burns) ou sous-cutanée (Simpson). Les nombreux insuccès de cette opération, abandonnée aujourd'hui, du moins en ce qui concerne le vaginisme, montrent bien que si la branche périnéale profonde du nerf honteux interne peut jouer un rôle dans l'hyperesthésie de l'urèthre postérieur puisqu'elle s'y distribue, ce n'est pas elle qui est en cause dans l'affection qui nous occupe;

11° Récemment (1894) Pozzi conseilla ce qu'il a appelé le débridement et l'éversion de la muqueuse : l'opération consiste essentiellement en deux incisions latérales, à l'orifice du vagin, dans le sens de l'axe de celui-ci et fermées transversalement par rapport à ce même axe ;

12° En 1897 Doyen propose une incision courbe circonscrivant la fourchette, suivie du décollement de la peau et suivie de la section du sphincter sur la ligne médiane. L'opération est terminée par une suture superficielle ;

13° Enfin n'oublions pas que dans des cas intenses et très rebelles, on a été jusqu'à préconiser des opérations beaucoup plus graves, telles que des castrations (Hegar, Kaltenbach).

L'opération que nous exposons plus loin, beaucoup moins grave que ces dernières, pas plus que les autres, nous semble avoir sur toutes l'avantage d'être plus conforme à la pathogénie de l'affection en s'adressant directement au système malade.

Névralgie utérine. — Cette affection a été aussi décrite sous les noms d'hystéralgie, de métralgie, d'utérus irritable (Tooch), et même de rhumatisme de l'utérus par quelques auteurs allemands. Son existence propre, indépendamment de toute autre lésion de la matrice, est des plus probables. Le fait est sans doute difficile à prouver surtout si l'on songe à la fréquence extrême des petites lésions gynécologiques ; d'ailleurs lorsqu'il n'y en a pas de constatables, les adversaires de l'hystéralgie primitive pourront toujours en invoquer d'histologiques. Peu importe d'ailleurs, il est sûr que la souffrance réactionnelle

coexistant avec des lésions utérines ou cervicales insigni-
fiantes est très souvent hors de proportion avec la cause
initiale, si cause il y a. Même si on ne les trouve pas, il
serait puéril d'affirmer leur absence, mais nous croyons
qu'il s'agit le plus souvent de coïncidences, ou alors on
peut s'étonner que la plupart des femmes n'aient pas de
l'hystéralgie, si celle-ci est sous la dépendance de ces
lésions minimes (il va sans dire que nous ne parlons pas
de la douleur qui suit une lésion importante, comme une
rétroflexion, par exemple). D'ailleurs, admettrait-on que
ces causes jouent dans l'étiologie de l'hystéralgie le même
rôle qu'un traumatisme léger pour une névralgie intercostale ou autre, elles ne sont pas tout. Ce qui le montre,
c'est la survivance fréquente de la douleur à la lésion,
dans le cas où la première a pris par rapport à la seconde
une prépondérance manifeste.

Nous pouvons donc dire que le syndrome clinique
névralgie utérine existe, et de plus se voit assez
fréquemment : et même s'il y a de petites lésions, il faut
toujours supposer du côté du système nerveux, sinon
de la névrite, du moins une hyperexcitabilité certainement pathologique. L'obstination à s'acharner à
découvrir et à traiter des lésions qui n'existent peut-être
pas, qui, si elles existent, ne sont peut-être pas cou-
pables, constitue à notre sens une fausse route thérapeutique.

La douleur spontanée de l'hystéralgie est très variable
d'intensité. Ordinairement rémittente, elle présente des
paroxysmes souvent intolérables. La douleur provoquée
par la pression a ordinairement pour foyer un ou plusieurs
points du col ou du corps utérin. Les mouvements

communiqués à celui-ci sont très douloureux. Le maximum de souffrance est ordinairement à gauche; malgré cela la névralgie est presque toujours bilatérale, ainsi que l'avait déjà remarqué Valleix. Les irradiations sont fréquentes, au vagin, à la vulve, au rectum, à la vessie et même à la paroi abdomino-pelvienne ou aux membres inférieurs, si bien que des auteurs ont étendu la compréhension de la maladie en en faisant la névralgie utéro-lombaire. Dans certains cas on observe la coïncidence ou l'alternance de l'hystéralgie avec d'autres névralgies, cervicale, intercostale, etc.

Comme épiphénomènes, on peut observer de la congestion de l'organe, de la leucorrhée, des métrorrhagies à intensité parfois proportionnelle à l'acuité des paroxysmes. Les règles sont généralement augmentées et rapprochées. Tous ces symptômes indiquent que le siège de l'affection doit être cherché beaucoup plus dans le système nerveux présidant à la sensibilité et à la sécrétion de l'utérus que dans celui-ci.

L'hystéralgie est très souvent liée au vaginisme et aux névralgies annexielles, ce qui montre bien que l'innervation du bassin est alors touchée en entier.

Enfin, ces désordres s'accompagnent souvent de modifications de l'état général qui devient celui des névropathes et des neurasthéniques ; mais il faut prendre garde de ne pas renverser l'ordre logique des choses, et, parce qu'on a constaté chez une femme des troubles nerveux secondaires. en conclure que les souffrances, sans lésions appréciables, accusées par elle dans la sphère génitale, sont toujours de nature hystérique.

Névralgies des annexes. — C'est là un sujet qui n'est lié qu'en partie au précédent. Si dans beaucoup de cas les algies annexielles viennent simplement compliquer une névralgie pelvienne ordinaire, s'y surajouter pour ainsi dire comme une irradiation douloureuse, il n'en est pas toujours de même, surtout si l'on considère le traitement à employer.

Les organes, il est vrai, ont bien leur siège dans le bassin, mais il ne faut pas oublier qu'ils ne reçoivent de ce côté qu'une partie de leurs incitations nerveuses; ils sont, par les filets accompagnant l'artère utéro-ovarienne, au moins autant sous la dépendance des plexus abdominaux que du plexus hypogastrique. D'où il suit que deux modalités peuvent se présenter, cette distinction n'ayant bien entendu que la valeur d'un schéma.

Dans un premier type, l'hystéralgie est concomitante, le vaginisme ou l'hyperesthésie vulvaire le sont souvent. Il y a alors de la douleur à la pression profonde dans les fosses iliaques, et le toucher, lorsqu'il n'est pas entravé par le vaginisme, provoque au contact du col et des culs-de-sac une sensation douloureuse extrême. On voit également des irradiations névralgiques s'étendre à tous les organes pelviens, sous forme de crises de cystalgie, de douleurs dans le rectum, la région périnéale, etc. On se trouve alors en présence de ce complexus clinique où les douleurs occupent toute la sphère génitale et que Richelot a appelé la grande névralgie pelvienne. La douleur est partout à la fois, surtout pendant les crises, et c'est bien alors le sympathique sacré qu'il faut incriminer. C'est aussi sur lui que devra porter l'intervention et ce sont des cas qui relèvent directement du décollement du rectum.

C'est d'ailleurs ce type qui nous a paru être le plus fréquent, en analysant un grand nombre d'observations de Valleix, de Richelot et d'autres, mais souvent on trouve un tableau clinique tout différent. Nous n'insistons pas sur la névralgie ovarienne proprement dite, sur l'oophoralgie dont les symptômes ne sont pas encore suffisamment circonscrits pour qu'on en puisse affirmer l'existence autonome. Plus sûre serait celle de l'orchialgie, du testicule irritable chez l'homme, qui paraît prouvée par de nombreuses observations, et relèverait alors du plexus spermatique, ainsi qu'il est admis par la plupart des auteurs.

A côté de l'oophoralgie, il est toute une série de cas dans lesquels l'épine (dégénérescence, inflammation et résorption d'exsudat, cicatrice opératoire) siégeant au niveau des annexes, la *modification névralgique* (1), suivant la formule de Mœbius, se fait non pas dans le système hypogastrique et sacré, mais remonte dans les filets nerveux qui accompagnent l'artère utéro-ovarienne en formant son plexus, et qui dépendent du système sympathique abdominal.

Autant au point de vue nerveux qu'au point de vue clinique ou chirurgical, sinon anatomique, les annexes appartiennent, chez la femme, au ventre presque autant qu'au bassin.

Dans ces cas-là, le tableau symptomatique a changé;

____

(1) Nous employons volontiers ce terme qui a l'avantage de ne rien préjuger au sujet de l'anatomie pathologique de la névralgie.

les douleurs ont en général leur siège dans le bassin et le bas-ventre, avec maximum à gauche dans la région ovarienne. Il n'y a pas de vaginisme, mais le toucher provoque une sensation douloureuse intense lorsqu'on déprime les culs-de-sac. Il y a presque toujours des irradiations dans les parois abdominales, dans les flancs, la région lombaire, le membre inférieur et parfois le bras du côté correspondant. Les douleurs, les coliques d'origine annexielle sont parfois vives au point d'être une cause de lipothymie.

Dans les cas auxquels nous faisons allusion et sur lesquels insistait récemment Ruggi (1), il est souvent possible de déceler une épine telle qu'une maladie ou une opération antérieure du côté des annexes principalement. Les douleurs, bien que s'irradiant ordinairement dans l'abdomen, ont un point de départ nettement pelvien ou tout au moins une intensité plus grande au niveau de la région ovarienne. Nous ne parlons pas, bien entendu, des malades qui ont une maladie en évolution, mais de ceux chez qui la douleur a survécu à la lésion, peut-être à cause de la névrite ascendante partie d'une cicatrice opératoire ou d'un petit noyau d'inflammation persistante, peut-être simplement à cause d'une hyperexcitabilité nerveuse dont la raison est encore inconnue.

Il n'est pas rare, en effet, de voir des malades qui, même après une castration complète, continuent à souffrir comme par le passé, si bien qu'un observateur non prévenu pourrait croire encore à l'existence des organes enlevés. Le

---

(1) Ruggi. — *Della simpatectomia al collo et all' addome*, Policlinico, Rome, 19 mai 1899.

plus souvent ces douleurs plus ou moins fortes disparaissent d'elles-mêmes au bout d'un certain temps, mais il
n'en est pas toujours ainsi, malheureusement, et chez
quelques malades ces souffrances s'exagèrent au contraire,
s'exaspérant parfois aux époques qui correspondent à
celles présumées des règles disparues. Ces faits se voient
surtout chez les sujets nerveux, les hystériques ou les
candidats à l'hystérie. Les malades souffrent parfois
pendant des mois et des années, leurs douleurs sont d'une
intensité et d'une ténacité désespérantes, et objectivement
on ne trouve rien ou presque rien.

Faut-il dans ces cas invoquer l'oubli dans le ventre,
lors de l'opération, d'une parcelle de l'organe malade, ou
bien la présence d'un organe surnuméraire passé inaperçu,
un troisième ovaire par exemple ? Il est des cas où cette
explication n'est pas admissible et où l'examen le plus
attentif ne peut rien révéler de semblable.

A quoi sont dues alors ces douleurs qui présentent assez
souvent les caractères des véritables névralgies ? La
cicatrice opératoire peut dans bien des cas jouer le rôle
d'épine, de *primum movens* pour la névralgie. La
ligature d'un moignon, même si aucun fil n'a suppuré,
peut amener dans les filets nerveux un certain degré de
névrite qui explique bien la douleur et ses caractères.
Pareille chose peut aussi se voir, et plus facilement
encore, à la suite d'un processus inflammatoire quelconque, dans le travail d'enkystement et de rétraction
des exsudats, surtout si l'on tient compte du degré
de sensibilité du péritoine enflammé. Les nerfs qui s'y
terminent ou qui passent au-dessous de lui pour se
rendre à leur destination, sont alors la voie par laquelle

les impressions douloureuses se transmettent aux centres.

On comprend dès lors, étant donnée la fréquence des lésions morbides et opératoires portant sur les annexes, que ce puisse être là assez souvent une étiologie plausible pour les douleurs névralgiformes abdominales. Ruggi pense avec raison que l'on doit alors incriminer le faisceau nerveux sympathique dépendant des plexus rénaux et aortiques qui accompagne l'artère utéro-ovarienne et les veines pampiniformes pour aller se distribuer à la trompe, à l'ovaire et à la partie supérieure de l'utérus. Ce faisceau comprendrait donc, en outre des fibres trophiques et de motricité involontaire, des filets sensitifs.

Partant donc de l'idée que c'est ce plexus utéro-ovarien dont les extrémités périphériques sont irritées chez les malades souffrant après des opérations sur les annexes, Ruggi a pensé que c'est lui qu'on devait couper dans ces cas pour interrompre les transmissions douloureuses aux centres sensoriels. C'est là l'opération qu'il a plusieurs fois pratiquée avec succès, ainsi que nous le verrons plus loin.

La névralgie utérine et les névralgies annexielles que nous venons d'étudier réclament quand elles sont très rebelles, ce qui est le cas assez souvent, un traitement chirurgical actif. Il suffit d'en lire quelques observations pour se rendre compte que ce sont des affections graves, d'abord par l'intensité des souffrances, qui obligent souvent la malade à renoncer à tout travail et à rester continuellement au lit, ensuite aussi par leur ténacité et leur longue durée. Les observations ne sont pas rares où les malades souffrent depuis dix ans ou plus sans que rien ait pu les soulager et où à la longue l'état général a fini par être sérieusement atteint.

Eh bien, dans les cas malheureusement trop fréquents où la thérapeutique médicale et les opérations de petite gynécologie ont échoué, quelles interventions la chirurgie a-t-elle tentées ?

Il faut convenir que jusqu'à présent elles ont été, ou bien impuissantes, ou trop radicales. Les chirurgiens en effet n'ont pas hésité à proposer des interventions très sérieuses, et on le comprend en somme, si l'on songe à la gravité et à la ténacité de l'affection.

Reclus a fait la castration chez une malade qui souffrait d'une névralgie ovarienne. Après quelque temps d'accalmie, les douleurs reparurent avec une telle intensité qu'un autre chirurgien fit une hystérectomie. Même accalmie, même récidive subséquente. Dans un cas où Kermisson pratiqua également une castration chez une hystérique souffrant de violentes névralgies pelviennes, les douleurs revinrent cinq à six mois après.

Bousquet ayant enlevé l'ovaire gauche chez une femme souffrant beaucoup, la récidive se produisit au bout d'un an et les douleurs regagnèrent vite la même intensité qu'auparavant. Terrillon déclare que l'opération lui a donné de bons résultats lorsque la névralgie n'était pas de nature hystérique. C'est là une condition qu'il est souvent difficile de vérifier, et puis n'est-on pas tenté d'accuser l'hystérie en cas de récidive ?

Quénu, regardant toute névralgie pelvienne comme hystérique, rejette l'intervention, les opérations ne réussissant pas, dit-il, sur un pareil terrain. Et cependant Richelot eut une guérison chez une malade sûrement hystérique, et au bout de quatre ans la récidive ne s'était pas produite. Enfin le même chirurgien publia en 1892 une série de dix-sept hystérectomies vaginales, pour grandes névralgies pelviennes, avec deux morts et quinze guérisons.

Ajoutons que dans certains cas (Verneuil) l'opération étant décidée la guérison vint toute seule, soit que l'intervention ait été ajournée, soit qu'elle ait été refusée par la malade.

On voit donc combien la question est embrouillée : les indications opératoires ne sont rien moins que nettes ; et puis il s'agit là d'opérations graves, non seulement au point de vue de la fonction qui est perdue sans retour, mais encore au point de vue chirurgical, ce sont des interventions assez sérieuses. Si encore en les pratiquant on était certain de leur réussite, or rien n'est moins sûr, malgré les cas heureux incontestables que nous avons signalés plus haut.

Pour nous, il nous semble que la question doit être envisagée d'un autre point de vue : « Un utérus qui n'a pas le flux menstruel, celui dont le flux menstruel est trop abondant ou très douloureux, souvent n'est pas un utérus malade, mais un utérus qui fonctionne mal. Les agents qui président à son fonctionnement en sont cause, et c'est à eux qu'il faut s'en prendre (1). » Il faut éviter de se laisser entraîner par le nom même de la maladie comme l'ont fait un certain nombre de chirurgiens pour le goître exophtalmique et de s'adresser à l'objet qu'on croit malade. La douleur, dans l'hystéralgie, ne vient pas

(1) Jaboulay. — *Lyon Médical*, 1899, I, p. 102.

forcement de l'utérus qui est souvent sain, elle vient de l'appareil innervateur de celui-ci.

Aussi bien, l'amélioration consécutive à une hystérectomie ou à une castration peut être expliquée, non pas par la suppression de l'organe supposé malade, « mais bien par les sections qui l'accompagnent dans les plexus sympathiques périphériques. Dès lors s'il est possible de faire autrement et plus simplement en obtenant le même résultat, il est obligatoire de le faire (1) ».

Telle est la tâche que M. Jaboulay s'est proposée en intervenant directement sur le sympathique sacré, suivant une technique décrite plus loin et qui consiste essentiellement dans le décollement du rectum et l'écrasement des ganglions sympathiques au-devant du sacrum. C'est là une opération relativement peu grave et qui a le grand avantage de respecter l'appareil génital. Il s'agit en effet dans l'affection qui nous occupe de femmes ordinairement jeunes, chez lesquelles la conservation intégrale de l'utérus et des annexes a une importance réelle et s'indique, si elle est possible, de la façon la plus catégorique.

Douleurs secondaires dans la sphère d'innervation du sympathique sacré. — Signalons en dernier lieu toute une classe de malades qui, croyons-nous, pourront tirer de grands avantages d'une intervention paralysante sur le sympathique sacré. Nous voulons parler ici de ceux chez lesquels une autre affection de l'organisme amène secondairement des douleurs intolérables dans la zone pelvienne.

(1) JABOULAY. — *Loc. cit.*

En premier lieu il faut citer le tabès lorsqu'il y a des crises ataxiques siégeant dans le bassin. Or, d'après le fait signalé par Roux (thèse Paris, 1900), qu'il y a dans le tabès des lésions du sympathique, il paraît indiqué de tenter le décollement du rectum comme traitement du symptôme, lorsque celui-ci a déjà déjoué toute autre thérapeutique.

En second lieu, signalons les femmes souffrant d'un cancer utérin trop étendu pour être opérable, et si l'intervention ne sera ici que palliative, au même titre que l'uretérostomie lombaire comme traitement de l'anurie en pareil cas, du moins aura-t-elle l'avantage de diminuer les souffrances et rentrera-t-elle dans la classe des opérations que Mollière appelait *euthanasiques*. Pareille indication peut se présenter dans les cancers de la prostate, du bas-fond vésical et généralement les lésions trop étendues pour être opérables et s'accompagnant de vives douleurs. N'oublions pas, dans cet ordre de choses, les cystites chroniques douloureuses, où l'opération pourra quelquefois être indiquée contre le symptôme dominant, sans préjudice d'ailleurs du traitement causal qui en sera facilité.

Contre des souffrances de cet ordre, les chirurgiens avaient déjà pensé à intervenir sur le rectum.

M. le professeur Poncet insistait récemment (1) sur les heureux effets de la dilatation ano-rectale dans les douleurs pelviennes des cancers prostatiques et utérins. Dolbeau en avait obtenu de bons résultats dans certaines affections douloureuses du bassin et Mollière, en 1884,

(1) *Semaine Médicale*, 1899, p. 64.

eut un succès, par la dilatation du rectum, dans une cystalgie avec spasme de l'urèthre. M. Jaboulay ces derniers temps eut un cas analogue dans son service. Il s'agissait d'un homme souffrant d'une cystite chronique douloureuse, et chez qui une dilatation même modérée de l'anus amenait aussitôt la disparition momentanée de la douleur.

Ces faits sont facilement explicables si l'on songe au véritable collier nerveux que forme au rectum le plexus hypogastrique. Comme ce plexus commande secondairement à la vessie, à la prostate, au vagin, à l'utérus, etc., tous ces organes peuvent être impressionnés par la même opération, et telle est la raison des guérisons qu'on a signalées dans le vaginisme, les névralgies pelviennes, les douleurs secondaires à des cancers étendus, et qu'on aurait peut-être pu avoir même dans la sciatique, si l'on avait songé à la traiter par la dilatation du rectum. Nous verrons plus loin les nombreuses relations qui unissent en effet le nerf grand sciatique au sympathique sacré.

Enfin, dans ces souffrances souvent intolérables dont nous avons parlé, on a été plus loin et on a osé des opérations beaucoup plus graves qu'une dilatation rectale. Faure fit dans un cas la résection des racines postérieures des nerfs de la queue-de-cheval (1). Il s'agissait d'un cancer utérin arrivé à la période ultime ; l'opération fut d'ailleurs suivie d'une cessation totale des souffrances qui dura jusqu'à la mort de la malade, arrivée quelques jours après.

---

(1) *Gazette hebdomadaire de Médecine et de Chirurgie,* 5 décembre 1897.

Avant d'en venir là, nous croyons qu'on aura avantage à tenter la dilatation d'abord, puis si l'amélioration ne se produit pas, le décollement systématique du rectum tel que l'a conçu le D' Jaboulay.

Nous donnons plus loin (chap. IV) l'observation de deux malades (obs. I et II) souffrant de névralgie pelvienne avec vaginisme et traitées par le décollement du rectum. On pourra en rapprocher l'histoire curieuse d'un malade (obs. IX) atteint de sciatique double, mais chez qui cette affection était accompagnée de troubles bizarres relevant du système nerveux pelvien. Ces troubles consistaient en érections intenses et prolongées sans causes appréciables, et surtout dans une douleur extraordinairement vive au moment de l'éjaculation. Tous ces symptômes, y compris les douleurs sciatiques, disparurent définitivement à la suite de l'intervention. On trouvera également au chapitre IV les observations de névralgies annexielles avec irradiations abdominales, dans lesquelles Ruggi employa son procédé.

CHAPITRE III

DÉCOLLEMENT DU RECTUM DANS LES NÉVRALGIES, MÉLALGIES ET TROUBLES TROPHIQUES OU VASO-MOTEURS DU MEMBRE INFÉRIEUR.

I. — *Névralgies et douleurs névralgiformes.* — Il peut sembler tout d'abord surprenant que l'idée soit venue de traiter la sciatique rebelle par le décollement du rectum, et que M. Jaboulay en ait obtenu les résultats qu'on pourra constater plus loin. Mais il faut se rappeler que la pathologie des nerfs de la cuisse et de la jambe est unie par des liens encore obscurs, mais cependant réels, à la pathologie pelvienne. Tous les gynécologistes ont observé des névralgies du membre inférieur, reconnaissant pour cause, soit l'état puerpéral, soit une affection quelconque de l'utérus, des annexes, voire du rectum. Un assez grand nombre de travaux ont été écrits sur la question et il serait facile de colliger une quantité considérable d'observations (1). Citons seulement, à titre de

1) Voir la thèse de Fourquet : *Sciatique réflexe dans les affections des organes génitaux de l'homme et de la femme.* Bordeaux, 1890.

cas typiques et pouvant servir d'exemples, le fait de Lisfranc, dans lequel la simple ablation d'un polype vaginal suffit pour faire disparaître une névralgie sciatique très douloureuse, et le cas de Mundé (*Minor Surg. gyn.*, p. 442) où la simple pression sur une cicatrice du col faisait apparaître la crise de sciatique. Il est donc hors de doute que la présence d'un organe malade dans la sphère d'innervation du plexus sacré et du plexus hypogastrique suffit souvent pour amener des névralgies consécutives.

Au point de vue pathogénique, l'explication est difficile. La plupart des auteurs invoquent, sans insister beaucoup, un « phénomène réflexe », sorte de *deus ex machina* auquel on peut toujours avoir recours. Mais la question n'en est que reculée. Auvard pense que l'irritation partie de la zone génitale remonte par les différents plexus pelviens jusqu'aux ganglions du grand sympathique et de là gagne la partie voisine de la moelle et s'irradie dans les nerfs rachidiens correspondants. Autrement dit, une irritation de provenance génitale pourra aboutir par voie réflexe aux huit derniers nerfs intercostaux, au crural, à l'obturateur et enfin au sciatique (1).

La chose est possible sans doute, mais il nous semble qu'on peut plus simplement admettre l'hypothèse suivante. La lésion dans un des organes du bassin réagit immédiatement sur les filets nerveux qui lui sont destinés et médiatement sur le plexus hypogastrique. On sait le développement considérable du système sympathique à ce niveau ainsi que son intrication extrême (voir les

(1) Auvard. — *Traité de gynécologie*, p. 616.

planches d'Hirschfeld). Que ce soit là un processus franchement névritique, ou la simple *modification névralgique* de Mœbius et Erb, peu importe. Ce qu'il faut savoir, c'est que même en dehors de la moelle le sciatique peut être facilement touché, puisque ses racines (branches antérieures des paires sacrées) sont en rapport avec le plexus hypogastrique d'une part, et avec la chaîne ganglionnaire du sympathique sacré, de l'autre. Les rameaux qui établissent ces connexions renferment à la fois des fibres nerveuses grises et blanches, les unes allant au nerf (1), les autres aux plexus. Il s'ensuit que le sciatique peut être ainsi touché soit directement, soit dans son innervation, dans ses *nervi nervorum* qui seraient ainsi la voie pathologique.

Peut-être aussi peut-on mettre l'apparition de la douleur sous l'influence de modifications circulatoires dans le tronc nerveux lui-même. On sait que le sciatique est accompagné dans tout son parcours par une artère nourricière née de l'ischiatique. Cette artère, intimement unie au nerf, se bifurque avec lui au niveau du creux poplité et ses branches accompagnent dès lors les nerfs poplités interne et externe. Les *nervi vasorum* destinés aux fibres musculaires de cette artère font suite au lacis nerveux qui entoure l'artère ischiatique, plus haut l'hypogastrique, et en définitive proviennent des plexus sympathiques pelviens. On peut donc admettre que des troubles dans l'irrigation du sciatique peuvent amener des phénomènes douloureux paroxystiques dans celui-ci par ischémie

(1) Les récentes recherches d'Harman ont démontré que ces fibres sont de beaucoup les plus nombreuses (*Journal of Anat.*, 1898).

ou par congestion ; et cela serait confirmé par les faits où dans le tronc de nerfs sciatiques atteints de névralgie, on a signalé des lésions vasculaires, des varices (Quénu) ou de la sclérose (Tripier).

Ainsi qu'on le voit il y a donc des cas de sciatiques où il est logique d'admettre une participation du système sympathique pelvien, ne fût-ce que comme conducteur par contiguité. Partant de cette idée, on pouvait donc se demander si par analogie, dans les sciatiques même les plus franches, dans les sciatiques primitives si l'on veut et ne relevant pas d'une lésion pelvienne quelconque, on pouvait, disons-nous, se demander si le sympathique ou tout au moins ses connexions avec le sciatique n'étaient pas en jeu, d'une façon ou d'une autre.

D'ailleurs il est indiscutable qu'il y a dans un certain nombre de cas des symptômes qui sont pour ainsi dire la signature de ce système: les œdèmes, les différents troubles vaso-moteurs, l'abaissement de la température locale qui au moment des paroxysmes peut atteindre un et même deux degrés (Rosenthal), sont du nombre.

On verra un peu plus loin que l'expérience a confirmé ces vues et c'est encore là, nous semble-t-il, le meilleur argument en faveur de leur justesse. On ne saurait d'ailleurs dans l'espèce invoquer la suggestion pour expliquer les résultats thérapeutiques ; il s'agissait d'hommes qui n'étaient certainement ni hystériques, ni même nerveux, et ayant déjà été longuement traités médicalement. Enfin chez plusieurs, l'élongation sous anesthésie avait été pratiquée sans résultats.

A ces observations nous en joindrons deux autres fort intéressantes à notre avis. La première (obs. VIII) est celle d'un homme ataxique souffrant depuis plusieurs années de douleurs fulgurantes dans les membres inférieurs, et chez qui l'opération amena la disparition totale de ce symptôme. Faut-il invoquer alors les lésions qu'on a décrites depuis chez les ataxiques (1) et siégeant dans le sympathique pour expliquer les crises douloureuses? Faut-il simplement admettre que la modification du sympathique et de ses anastomoses avec les nerfs sciatiques a fait disparaître un élément inconnu, trophique ou circulatoire, nécessaire à la genèse de la sensation douloureuse, et *névralgisant*, si on nous permet l'expression, la névrite des racines postérieures? C'est là une inconnue qu'il est encore impossible de résoudre. Contentons-nous d'enregistrer le fait et d'y voir un encouragement. Il serait heureux que la chirurgie pût offrir un traitement au moins symptomatique aux crises douloureuses du tabès, dont on connaît la ténacité et la résistance aux efforts thérapeutiques.

Quant à l'autre observation, nous en avons déjà parlé plus haut. C'est celle d'un homme chez qui la sciatique double se compliquait de désordres dans l'innervation du bassin, se rapportant en somme à la névralgie pelvienne (obs. IX). Tous ces symptômes disparurent à la suite de l'intervention.

Pour la sciatique elle-même, la chirurgie a d'ailleurs été jusqu'à présent vite à court d'interventions bénignes. Les simples injections irritantes de nitrate d'argent (Luton) de chloroforme (Barthelow), outre que leur succès est problématique, ne sont pas sans inconvénients possibles tels

---

(1) Reus. — *Lésions du grand sympathique dans le tabes.* th. de Paris, 1900.

qu'abcès, eschares étendues, etc. L'élongation non sanglante, elle-même, n'a pas toujours la bénignité qu'on lui a
attribuée, et lorsqu'on l'a pratiquée sous anesthésie, on a eu
dans certains cas à enregistrer des morts opératoires dues
soit à un arrachement des racines nerveuses, soit à des
syncopes d'ordre inhibitoire réflexe. Nous ne citerons
qu'en passant l'élongation directe, sanglante, que prati-
quait Nussbaum, après isolement du nerf. Quant aux
diverses résections ou sections du sciatique, non seulement
c'est de la chirurgie fonctionnellement grave, mais c'est
souvent de la chirurgie inutile, puisque les douleurs sont
quelquefois ensuite aussi fortes qu'auparavant.

Citons à ce sujet l'histoire d'un malade bien typique à
ce point de vue. Il s'agissait d'un homme chez qui la
névralgie avait débuté au pied, dans la zone d'innervation
du sciatique poplité externe, pour suivre ensuite une
marche ascendante. On lui fit d'abord une section nerveuse
au niveau de la malléole, puis au niveau de la tête du
péroné, puis des deux sciatiques poplités au niveau du
jarret, puis enfin une résection du sciatique sur une certaine longueur. Le soir de cette intervention, venant voir
son malade, M. Jaboulay eut le double étonnement de le
voir déambuler dans la salle comme si de rien n'était (il
marchait en maintenant la jambe dans l'extension avec son
nerf crural), et de l'entendre se plaindre de douleurs aussi
fortes qu'avant l'opération.

Enfin, ces derniers temps on n'a pas craint d'aller plus
loin. Bennett, en 1888, pratiqua pour une névrite une
excision des racines postérieures, lombaires et sacrées (1).

(1) CHIPAULT et DEMOULIN. — *Traité de Neurologie chirurgicale*, 1896,
p. 231.

C'est là une opération très grave, puisque sur les sept cas de section des racines postérieures réunis par Chipault et Demoulin, il y a eu deux morts, dont le malade de Bennett.

Nous croyons donc qu'après échec des moyens médicaux ordinaires, tels que révulsion, stipage, calmants internes, il faudra songer à l'intervention chirurgicale. On pourra si l'on veut essayer l'élongation sous anesthésie, pratiquée avec la plus grande prudence pour se mettre à l'abri de tout danger; mais dans le cas où aucune amélioration ne s'est produite après cette opération (ce qui est fréquent) c'est au décollement du rectum qu'il faut avoir recours (1).

II. — *Arthro-névralgies et troubles trophiques ou vaso-moteurs.* — Ce que nous venons de dire au sujet de la sciatique nous permettra d'être bref sur les arthralgies nerveuses du membre inférieur et les différents troubles trophiques ou vaso-moteurs que l'on peut rattacher à une altération dans le fonctionnement du grand sympathique.

C'est Brodie, le premier, qui a attiré sur ce point l'attention des chirurgiens (2). Citons encore comme travaux relatifs à cette question, ceux de Stromeyer (*Handbuch der Chirurg.*, 1844; *Erfuhr Uber Localneurosen*, 1873); d'Esmarch (*Uber Gelenkneurosen*, 1872); d'O. Berger (*B. klin. Wschr.*, 1873 et *D. Zschr. [prakt. Med.* 1874).

Il va sans dire que nous ne voulons pas parler ici des athropathies nerveuses telles que celles que l'on peut

(1) Nous croyons (sans en avoir la preuve clinique) que ces considérations sont applicables aux névralgies rebelles des moignons.

(2) *Iillustrative lecture of certain local nervous affections*, Londres. 1837.

remarquer dans le tabès et qui sont évidemment sous la dépendance des lésions des cornes antérieures. Mais à côté de celles-ci il est toute une classe d'affections, caractérisées surtout par de la *douleur* au niveau des trois grandes articulations du membre inférieur et par divers symptômes concomitants qui autorisent à penser que le système végétatif est en cause.

Les arthralgies sont caractérisées en somme, comme Brodie l'avait bien déjà remarqué, plus par des désordres périarticulaires que par des troubles siégeant dans l'articulation elle-même.

Le symptôme dominant est presque toujours la douleur. Celle-ci peut apparaître soit brusquement soit, au contraire, de façon graduelle. Elle a souvent pour caractère d'augmenter vers le soir pour se calmer pendant la nuit, chose qui ne se produit ordinairement pas dans les affections inflammatoires proprement dites. Cette douleur quoique assez diffuse spontanément se localise en général lorsqu'on explore l'articulation. A la hanche les points douloureux siègent en général en arrière, entre le grand trochanter et l'ischion, et en avant au voisinage de l'épine iliaque antéro-supérieure. Au genou il y a de la douleur au bord interne de la rotule, dans le creux poplité et au niveau de la tête du péroné.

On remarque assez ordinairement de la raideur par contraction musculaire, parfois des spasmes et presque toujours, même dans l'intervalle des accès, une sensation constante de faiblesse paralytique d'autant plus marquée que les muscles restent plus longtemps dans l'inaction. On trouve du côté de la peau et des tissus périarticulaires une hyperesthésie diffuse; dans les cas de longue durée, il peut y avoir aussi de l'anesthésie ou de la paresthésie irradiée, avec des sensations subjectives de fourmillement, de brûlure (O. Berger).

Les troubles vaso-moteurs sont fréquents : on note des changements périodiques dans la coloration et dans la chaleur de la peau, de l'œdème diffus périarticulaire en ayant parfois imposé pour une phlébite ou une thrombose. Cet œdème peut être de coloration violacée, constituant ce que l'on a appelé l'œdème bleu. Brodie a signalé de l'urticaire.

Du côté de l'articulation même, en dehors de l'hyperesthésie des culs-de-sac synoviaux, on peut voir des épanchements séreux considérables apparaître très brusquement et s'installer pour un certain temps, puis dispaparaître ensuite sans cause apparente. Dans quelques observations on a signalé des craquements pendant les mouvements articulaires.

Comme troubles trophiques proprement dits, signalons l'amaigrissement du membre et l'atrophie des masses musculaires, symptômes qui sont peut-être également imputables à l'immobilisation du membre malade. A côté de ces troubles, on a aussi décrit de l'atrophie des os. M. Ollier a vu l'épaississement et la vascularisation de la synoviale, et Boekel a constaté un certain degré de raréfaction osseuse. On a signalé de même des rétractions fibro-tendineuses au-dessus ou au-dessous de l'articulation. Mais il y a toujours, et c'est pour Esmarch un point capital pour le diagnostic, une disproportion énorme entre l'intensité et la persistance de la douleur et le peu de signes articulaires.

Un fait curieux et qui a, croyons-nous, une importance

très grande est le suivant. Les arthro-névralgies dans beaucoup des observations apparaissent liées à des altérations de l'appareil uro-génital. Les femmes qui en sont atteintes présentent souvent des troubles de la menstruation et il est ordinaire de voir l'apparition des règles exercer une action sur les symptômes douloureux, coup de fouet ou au contraire sédation. Ajoutons enfin qu'au point de vue étiologique on peut souvent relever une cause siégeant dans l'appareil génital : masturbation, irritation des organes sexuels, affection douloureuse de l'utérus. Dans un cas, l'algie et les troubles vaso-moteurs apparurent après une castration tubo-ovarienne.

Nous éliminons à dessein de notre cadre les arthro-névralgies dites réflexes de l'orchi-épididymite blennorrhagique, de Mauriac, qui peuvent prêter à confusion et n'être que de vulgaires arthrites dues à la gonococcie. Mais dans certains cas, les arthropathies génitales, bien étudiées par Lorain et Peter, ne présentent aucune trace d'un travail inflammatoire et ne sont constituées que par une véritable hyperesthésie articulaire survenue d'ordinaire concurremment avec une névralgie pelvienne ou lombo-abdominale, celle-ci pouvant d'ailleurs manquer.

Pour toutes ces raisons il y a lieu de supposer un lien entre la pathologie du bassin et la pathologie des membres inférieurs, aussi M. Jaboulay a-t-il proposé pour les arthro-névralgies ci-dessus décrites l'épithète d'utéro-ovariennes.

Quant au lien lui-même, il est bien probable qu'il s'agit là encore du sympathique, surtout si l'on songe aux troubles trophiques et vaso-moteurs énumérés plus haut et qui indiquent nettement l'entrée en jeu des fibres ganglionnaires.

On peut donc considérer ces arthrites comme atteignant le membre inférieur par névrite du sympathique sacré. La coïncidence des troubles pelviens et articulaires devient aisée à comprendre si l'on admet que l'origine du mal se trouve dans le sympathique, puisque de celui-ci dépendent à la fois les organes pelviens et le sciatique. Il en est de même de l'amélioration consécutive à l'opération et apparaissant dans deux territoires qui sont éloignés et paraissaient de prime abord indépendants (1).

Partant de ce principe, il était donc indiqué dans les cas analogues d'essayer d'agir sur le sympathique par le décollement systématique du rectum, dont le premier effet, outre la modification traumatique apportée au fonctionnement de la chaîne sacrée et son isolement des plexus pelviens, est justement d'interrompre les communications que le sciatique présente d'une part avec cette chaîne et de l'autre avec le plexus hypogastrique. On verra plus loin l'observation des malades traités de cette façon.

Indépendamment du caractère logique de l'intervention dans cette affection ainsi comprise quant à la pathogénie (et M. Jaboulay pense que ces considérations sont applicables aux névralgies des moignons), une autre raison peut aussi être apportée à l'appoint d'un traitement nouveau. Les arthro-névralgies si elles n'ont pas *quoad vitam* un pronostic fatal, n'en sont pas moins des affections très graves, de par leur durée, les souffrances qu'elles

(1) JABOULAY. — *Province Médicale*, 15 mars 1899.

occasionnent et l'obstacle qu'elles apportent à la vie normale. Certaines malades sont obligées de garder le lit
pendant des années, et devant l'impuissance à les guérir
de la plupart des traitements médicaux, on a souvent
demandé à la chirurgie d'intervenir en pareil cas. Or, les
opérations que l'on a employées sont bien peu encourageantes. Non seulement elles présentent pour la plupart
une gravité sérieuse, mais encore elles ne guérissent pas
toujours; le malade en est souvent réduit à souffrir autant
et cela soit avec un membre en moins, soit avec un
membre ankylosé par une résection.

Telles sont en effet les opérations que l'on a été amené
parfois à pratiquer, en présence de la gravité et de la
ténacité de la maladie. Brodie rapporte un cas où pour
une névralgie du genou on fit d'abord une amputation de
cuisse puis plus tard une section du nerf sciatique et finalement une désarticulation de la hanche. Il mentionne
encore une autre observation où l'amputation de cuisse
fut faite. Mayo, Coulson rapportent chacun un cas
analogue. Petersen cite deux arthrotomies et depuis on
pourrait en trouver encore un assez grand nombre.
Boekel parle d'une malade à qui l'on fit la désarticulation
de la hanche.

Il est sûr qu'un certain nombre de ces opérations ont
dues être basées sur une erreur de diagnostic, lequel est
parfois fort difficile, mais plusieurs, ainsi que l'examen du
membre l'a démontré, s'adressaient bien à des névralgies
vraies et c'est surtout dans ces cas qu'elles n'ont pas
toujours été suivies de guérison. Aussi Brodie, découragé
du traitement chirurgical, le déconseillait-il absolument.

Récemment (Société de Chirurgie de Lyon, février 1899), M. Ollier rapportait quatre cas d'arthronévralgie où la résection de l'articulation douloureuse avait amené la guérison. Mais chez trois malades au moins on trouva des lésions articulaires nettes, quoique non en rapport avec les symptômes observés. Il s'agissait plutôt là d'arthrites à caractères névralgiques. Aussi, M. Ollier conclut-il en réservant le traitement chirurgical aux cas seuls où il est possible de trouver dans les os ou dans la synoviale une épine pathologique ayant servi de point de départ à la *modification névralgique*. Dans de telles circonstances en effet, on peut s'attendre, l'épine disparue, à voir la sédation des troubles morbides et la guérison du malade s'ensuivre, l'intervention est alors pleinement justifiée.

Mais dans les autres cas, et ils sont nombreux, où il est impossible de déceler une lésion organique certaine; où la variabilité, l'inconstance des symptômes douloureux ou vaso-moteurs affirment pour ainsi dire la nature neuro-pathique de l'affection, les chirurgiens les plus compétents ont prêché l'abstention.

Et cependant le traitement médical est bien souvent impuissant; aussi une telle pratique, pour raisonnée qu'elle soit, n'en équivaut pas moins d'ordinaire à condamner le malade à de longs mois de souffrance. On comprendra, dès lors, tout l'intérêt que mérite une intervention dirigée justement contre ces cas, et sur laquelle on peut, nous semble-t-il, baser dès à présent une légitime espérance.

CHAPITRE IV

MANUEL OPÉRATOIRE DU DÉCOLLEMENT DU RECTUM (NÉVRAL-
GIES PELVIENNES, TROUBLES DOULOUREUX OU VASO-
MOTEURS DU MEMBRE INFÉRIEUR), ET DE LA RÉSECTION DU
PLEXUS UTÉRO-OVARIEN (NÉVRALGIES ANNEXIELLES). —
OBSERVATIONS.

Avant de décrire en détail le manuel opératoire du
décollement du rectum tel que le pratique actuellement
M. Jaboulay, on nous permettra de rappeler sommaire-
ment l'anatomie du sympathique sacré que rien jusqu'à
présent ne désignait d'une façon bien catégorique à
l'attention des chirurgiens et qui restait sans doute un
peu dans l'oubli.

En passant de l'abdomen dans le bassin, le grand
sympathique ne change pas de configuration générale. Il
est constitué par deux cordons souvent inégaux, renflés
de distance en distance et faisant suite aux cordons lombaires. Ils siègent au-devant du sacrum, sur sa face
concave, en dedans des trous sacrés antérieurs. Ils croisent
les muscles pyramidaux et s'accolent à l'artère sacrée
moyenne. C'est dire que ces cordons qui s'étendent de la

base du sacrum à la base du coccyx se rapprochent graduellement l'un de l'autre et de la ligne médiane ainsi du reste que les trous sacrés antérieurs. Ils sont entourés par le tissu cellulo-adipeux du bassin et sont en rapport, en arrière avec le périoste sacré, en avant, avec le rectum et tout à fait en haut avec le péritoine. Celui-ci, et au-dessous de lui l'aponévrose périnéale supérieure les séparent des viscères contenus dans le petit bassin.

Les ganglions sympathiques pelviens sont au nombre de quatre ordinairement, rarement trois ou cinq ; ce chiffre peut d'ailleurs varier d'un côté à l'autre et paraît en rapport avec celui des vertèbres sacrées. Leur volume décroît de haut en bas : de 15 millimètres en moyenne pour le premier, la longueur tombe à 3 millimètres pour le dernier. Sur un cadavre que nous avons examiné à ce point de vue et qui possédait quatre ganglions, le dernier présentait au contraire un développement presque égal à celui du premier : 7 millimètres contre 10.

Le premier ganglion sacré présente parfois quelques particularités ; il est quelquefois double et offre de grandes variétés dans ses connexions avec le dernier ganglion lombaire. Cruveilhier a vu le cordon qui faisait suite à celui-ci se jeter en dehors dans la cinquième paire lombaire alors qu'un filet extrêmement grêle représentait seul la chaîne d'union. Dans un autre cas, du dernier ganglion lombaire partaient deux filets dont l'un croisait la ligne médiane au-devant du promontoire pour aller se rendre dans le premier ganglion sacré de l'autre côté.

A leur extrémité inférieure, on admet généralement que les deux cordons sympathiques s'unissent au-devant du coccyx en formant une arcade à concavité supérieure.

A ce niveau on remarque souvent un petit ganglion, le ganglion coccygien qui est médian et d'où partent les branches terminales. Il peut manquer ou au contraire être double comme dans un cas de Valentin. Rappelons à ce sujet l'opinion de Laschka : pour lui de cette arcade partiraient des rameaux qui se porteraient en bas en longeant les branches de la sacrée moyenne, pour aboutir à la glande coccygienne dont les cellules seraient de nature nerveuse, alors que pour Arnold les éléments glandulaires ne seraient que des dilatations vasculaires, et les filets sympathiques, des vaso-moteurs. Cruveilhier pense que les branches terminales s'épuisent dans le périoste coccygien et dans le ligament sacro-sciatique.

Quoi qu'il en soit au sujet de la terminaison des cordons, les ganglions donnent naissance à un grand nombre de filets :

1° Des rameaux internes qui établissent entre les ganglions bilatéraux des connexions presque toujours doubles;

2° D'autres rameaux internes qui accompagnent l'artère sacrée moyenne ; d'autres suivent les nerfs hémorroïdaux inférieurs et finissent par s'épuiser dans les parois rectales; d'autres se perdent dans l'épaisseur des vertèbres sacrées ;

3° Les filets externes destinés aux branches sacrées antérieures correspondantes. Ce sont là à proprement parler les *rami communicantes* du sympathique sacré. Ce sont des rameaux assez courts et souvent doubles. Comme il y a cinq paires sacrées et seulement quatre ganglions dans la plupart des cas, le quatrième reçoit

J. TERMIER.   4

.généralement quatre à cinq rameaux issus de la quatrième et de la cinquième branches sacrées (Soulié). De plus le nerf coccygien envoie toujours, ou presque, un rameau au quatrième ganglion et au ganglion coccygien lorsque celui-ci existe, ce qui est presque la règle ;

La couleur des rameaux communiquants est gris terne. Les récentes recherches d'Harman (*Journal of Anat.* 98) ont montré en effet qu'à partir du troisième nerf lombaire le nombre des fibres blanches diminue dans chaque rameau tandis qu'augmente celui des fibres grises ;

4° Des rameaux antérieurs nombreux qui se portent en avant et un peu en dehors pour venir former dans l'excavation du bassin les plexus hypogastriques.

Ceux-ci, dont l'enchevêtrement défie toute description, sont destinés à l'innervatation sympathique du rectum, de la vessie, chez l'homme de la prostate et des vésicules séminales ; chez la femme, du vagin, de l'utérus et en partie des trompes. Aussi voit-on de, chaque côté, le plexus hypogastrique donner naissance après le rectum aux plexus hémorroïdal moyen, vésical, prostatique et déférentiel chez l'homme, vaginal et utérin chez la femme, ceux-ci constitués par des rameaux situés entre les feuillets du ligament large et se dirigeant les uns vers le vagin, les autres vers l'utérus.

Le plexus hypogastrique tire encore d'autres sources son innervation sympathique; il est en rapport en haut avec le plexus solaire par l'intermédiaire des filets qui suivent les artères spermatique (homme) ou utéroovarienne (femme), et au niveau du rectum avec les dernières ramifications des nerfs du plexus mésentérique inférieur, dépendance du plexus lombo-aortique. Enfin, les connexions du plexus avec le système médullaire sont constituées par des filets qui vont aux branches antérieures des paires sacrées. Ces rameaux sont variables dans leur grosseur et dans leur disposition, mais leur existence est constante.

Il en résulte, et c'est ainsi que nous terminons cet exposé anatomique, que :

1° Le sympathique au-devant du sacrum, les paires sacrées et le plexus hypogastrique constituent de chaque côté un système anatomique de trois organes réunis deux à deux, ou si l'on préfère, chacun réuni aux deux autres.

2° Ainsi, les 3ᵉ et 4ᵉ paires sacrées (racines du sciatique) sont en connexion avec le plexus hypogastrique et avec la chaîne sacrée.

3° Dans le sens antéro-postérieur, on trouve toujours un assez grand nombre de rameaux allant les uns de la chaîne sacrée au plexus hypogastrique, les autres de ce plexus aux branches antérieures des paires blanches.

4° Un instrument quelconque passant entre la face concave du sacrum et la paroi postérieure rectale, ne peut le faire qu'en rompant forcément ces rameaux.

Si maintenant nous cherchons à élucider les connexions du plexus hypogastrique au point de vue non plus anatomique, mais physiologique, l'expérience suivante nous donne de précieuses indications. Lorsque chez un malade, après l'incision parasacrée et *avant le décollement du rectum*, avant de passer à ce dernier temps opératoire, on porte sur le rectum deux électrodes faradiques en ayant soin de les isoler avec soin des tissus environnants, on remarque que l'électrisation amène les phénomènes suivants :

1° Contraction du sphincter anal, plus marquée du côté de l'électrisation ;

2° Contraction du grand fessier ;

3° Contraction de certains groupes musculaires de la jambe et du pied ayant pour effet de mettre celui-ci en varus equin ;

4° Il y a quelquefois des secousses convulsives dans les muscles du mollet. Mais les muscles de la face externe de la cuisse ainsi que ceux qui plus bas sont sous la dépendance du sciatique poplité externe ne présentent pas de contractions.

Il résulte donc que dans le sciatique les fibres nerveuses paraissant le plus directement en rapport avec le plexus hypogastrique sont celles destinées au sciatique poplité interne. Ce fait explique, après l'opération, la disparition de la contracture maintenant l'extension dans l'articulation tibio-tarsienne.

A cet exposé anatomique, on peut ajouter une remarque : c'est que les nerfs blancs destinés aux *viscères* pelviens ne sont représentés que par les filets grêles qui se portent des branches antérieures sacrées au plexus hypogastrique, et par la branche périnéale profonde du nerf honteux interne, destinée à l'urèthre. Tous les autres nerfs du plexus sacré se rendent aux muscles du bassin et aux téguments superficiels. C'est là une nouvelle raison pour voir dans le grand sympathique l'organe malade dans la névralgie pelvienne, puisqu'au point de vue nerveux, à part l'urèthre, c'est de ce système que dépendent presque exclusivement les viscères du bassin. C'est donc à lui surtout que doit s'adresser l'intervention.

Pour en venir au manuel opératoire lui-même, nous voyons que le point essentiel pour agir sur le sympathique pelvien consiste à arriver sur la face antérieure du sacrum, et que ceci pourrait même suffire comme intervention, puisque pour le faire on a été obligé de rompre les filets qui vont, sur les côtés du rectum, constituer le plexus hypogastrique.

Deux voies s'offrent au chirurgien; on peut, soit remonter par en bas entre le rectum et le sacrum, soit aborder celui-ci par son bord et pénétrer dans le bassin à travers les insertions du ligament sacro-sciatique. Les deux procédés ont été employés par M. Jaboulay, aussi allons-nous les examiner tous les deux, tout en insistant surtout sur le second qui, à divers titres, nous paraît mériter la préférence.

Premier procédé. — Si l'on tient à *réséquer* la chaîne du sympathique pelvien, il est nécessaire de pouvoir la voir, aussi dans ce cas on pourra procéder comme il suit. Le malade est placé dans la position de la taille, le siège très élevé sur un coussin et les jambes fortement relevées. On pratique alors une incision transversale de 12 centimètres environ au niveau de l'articulation sacro-coccygienne; puis au moyen d'une rugine ou d'une petite cisaille, on libère le coccyx, et passant entre celui-ci et le sacrum, on remontera le long de la face concave de ce dernier en décollant progressivement le rectum. Faisant ensuite écarter celui-ci en avant et en haut, on aura une

large brèche par laquelle, en s'aidant de l'œil et du doigt
on peut arriver à sentir et à voir les ganglions sympathiques et la chaîne qui les unit, en dedans des trous
sacrés antérieurs. Il ne restera plus alors qu'à charger sur
un crochet mousse et à terminer l'opération par une section
ou une résection nerveuse.

L'opération donne peu de sang, les veines sacrées et
quelques artérioles pouvant seules être lésées si l'on agit
avec précaution. Il est d'ailleurs évident que même en s'en
tenant à la première partie, au décollement rectal, on a
rompu les branches antérieures de la chaîne ganglionnaire
ainsi que les filets allant du sciatique au plexus hypogastrique, et ceci peut suffire. Ce procédé, y compris la
résection des deux chaînes sur une longueur de 2 à 3 centimètres, est celui qui a été employé chez notre malade de
l'obs. I ; mais dans les autres cas l'intervention qui a été
pratiquée et qui fut toujours suffisante est la suivante :

Deuxième procédé.. — Le malade est placé autant
que possible sur le ventre, ou, ce qui est moins commode,
dans le décubitus latéral sur le côté sain, l'autre jambe
étant repliée. On fait du côté où on veut agir une incision
de 10 centimètres, commençant au niveau de la pointe du
sacrum, et suivant aussi exactement que possible son bord
latéral. On sectionne ainsi la peau et le tissu cellulaire,
puis on coupe, en rasant autant que possible le bord du
sacrum, les insertions du grand fessier et plus profondément les fibres les plus internes du grand ligament
sacro-sciatique. A ce moment, on abandonne l'instrument
tranchant et, avec le doigt contournant le bord du sacrum,
on décolle avec précaution le rectum de la face anté-

rieure concave de l'os. On s'aidera, pour compléter ce décollement, de tampons de gaze introduits avec le doigt au nombre de six à huit, de façon à créer, au-devant du sacrum, une cavité de la grosseur d'une orange ou à peu près. Ces tampons sont retirés et le doigt sent alors nettement la face antérieure du sacrum et les trous sacrés, tout au moins les deux ou trois inférieurs.

Nous croyons qu'il y a avantage à ne pas remonter plus haut, du moins chez l'homme en raison des *nervi erigentes* possibles que l'on pourrait sacrifier. On peut, pour terminer l'opération et la rendre plus complète, pratiquer enfin un véritable écrasement systématique des ganglions sympathiques dont on connaît la situation sur la face antérieure du sacrum. On fera ensuite un simple plan de sutures cutanées après placement d'un drain de grosseur moyenne qui sera retiré le troisième jour.

Par cette intervention ont été détruites les branches antérieures qui vont au plexus hypogastrique et celles qui unissent ce plexus aux paires sacrées (3e et 4e). Enfin ont été déchirés également un certain nombre de filets qui vont latéralement des paires blanches inférieures aux cordons sympathiques. Ceux-ci et les ganglions ont enfin été plus ou moins traumatisés et écrasés contre la face antérieure du sacrum.

C'est dire à quel point tout le système d'innervation viscéral du petit bassin a été modifié, de même d'ailleurs que les connexions des racines du sciatique avec les plexus ganglionnaires. Il est à remarquer toutefois que l'on n'a pas à craindre une paralysie trop étendue et définitive dans les organes du bassin, car il leur arrive deux sources d'innervation sympathique annexe par la voie des plexus vasculaires.

L'opération, on vient de le voir, est fort simple. Voici cependant quelques points que le chirurgien devra avoir présents à l'esprit. Tout d'abord il faut se rappeler que le péritoine n'est pas loin. On sait en effet qu'il descend sur la face antérieure du rectum jusqu'à 6 centimètres environ de l'anus, pour se réfléchir ensuite en avant sur le cinquième supérieur du vagin ou sur la base des vésicules séminales. Le fond du cul-de-sac péritonéal remonte le long des faces latérales du rectum de façon à aboutir à la face postérieure du niveau.

C'est donc surtout dans son trajet latéral oblique qu'il risquerait d'être lésé par une manœuvre trop brutale; cet inconvénient sera toujours évité si l'on a abandonné l'instrument tranchant aussitôt qu'il a tracé un chemin au doigt au niveau du bord du sacrum, et si, contournant celui-ci, on se porte immédiatement en dedans sur la face antérieure de l'os, et non dans le sens antéro-postérieur sur les côtés du rectum où se trouve le cul-de-sac séreux.

Il y a encore un autre écueil à éviter, ce sont les organes qui passent par la partie inférieure de la grande échancrure sciatique, au-dessous du pyramidal, c'est-à-dire, par ordre de proximité, l'artère et le nerf honteux interne, l'artère ischiatique et les sciatiques grand et petit. Pour être sûr de ne pas les léser, surtout les artères honteuse interne et ischiatique, il importe de se tenir aussi en dedans que possible, en rasant le bord du sacrum et en passant dans les faisceaux même du grand ligament sacro-sciatique qui contribuent à ce niveau à rétrécir l'échancrure. Il n'y a pas d'inconvénient à entamer la partie

la plus interne du petit ligament sacro-sciatique, ou même
à passer au travers de ses fibres, ainsi que nous avon pu
le remarquer dans nos expériences cadavériques, mais en
général on passe un peu au-dessus, et seules ses fibres
supérieures sont intéressées.

Quant aux nerfs grand et petit sciatiques, on ne les
voit le plus souvent même pas, à moins qu'on ne les
cherche ; ils restent en dehors à deux ou trois centimètres
environ. Les branches d'origine du sciatique sont plus
haut, et on arrive sur leur face antérieure en insinuant en
haut le doigt entre le rectum et la face concave du
sacrum. Nous ne parlons que pour mémoire de l'artère
fessière et du nerf fessier qui, passant par la partie tout à
fait supérieure de la grande échancrure, et séparés de la
région opératoire par toute l'épaisseur du pyramidal, ne
courent aucun danger.

Telle est l'opération qui, sauf dans l'observation I, a
toujours été pratiquée. Elle n'a aucune gravité chirurgicale particulière et si dans la quinzaine de cas où
M. Jaboulay l'a employée comme traitement de diverses
affections nous avons eu à déplorer un décès, il n'apparaît
pas que la faute en soit à elle. Ce qu'il faut accuser pour
ce fait malheureux, c'est une faute d'asepsie quelconque,
et très probablement la non-stérilisation des tampons qui
ont été employés par erreur. Ceci semble démontré par la
température très élevée que la malade a présentée immédiatement, chose qui ne s'est vue dans aucun autre
cas.

L'opération n'a agi dès lors qu'en ouvrant à l'agent
infectieux une porte d'entrée, comme eût pu le faire

n'importe quelle autre intervention sanglante, de quelque bénignité qu'elle fût.

Dans tous les autres cas opérés ainsi, les suites ont toujours été très simples, aucun malade n'a présenté de température les jours suivants. Les deux premiers ont eu de la rétention d'urine pendant deux jours, ce qui nécessita la cathétérisme durant ce temps. Les opérés hommes n'ont jamais présenté de troubles de l'érection, donc les *nervi erigentes* sont conservés, au moins en nombre suffisant. Les femmes ont en général vu leurs règles apparaître le lendemain de l'opération, probablement par congestion paralytique des organes génitaux internes. La plupart des opérés ont pu se lever au septième jour, et généralement au dixième jour tout est terminé.

Si maintenant nous cherchons à préciser le mode d'action de l'intervention dans les résultats obtenus, il faut avouer que l'on y trouve quelques difficultés. Le résultat dans les cas de névralgies pelviennes est aisé à expliquer, étant donnée la modification profonde apportée dans les relations centripètes des plexus péri-viscéraux pelviens ; la communication est largement interrompue entre les organes douloureux et leur principale source d'innervation.

Mais l'explication est plus difficile, en ce qui concerne la sciatique et les mélalgies du membre inférieur. Force est bien d'admettre alors que les filets d'anastomose des paires sacrées et du sciatique avec le sympathique sacré et le plexus hypogastrique, jouent dans la *modification névralgique* du nerf sciatique un rôle essentiel. Il est probable d'ailleurs que dans ces filets détruits se trouvent non seulement des fibres allant du sciatique ou de ses racines au plexus ganglionnaire, mais encore, et peut-être surtout, des fibres de sens inverse, qui vont jouer dans le nerf rachidien leur rôle végétatif, trophique ou vaso-moteur de *nervi nervorum*. Ceci semble résulter des recherches d'Harman qui a trouvé dans ces filets les fibres grises en grande majorité.

On remarquera que cette hypothèse ou une semblable peut seule être invoquée. L'incision para-sacrée ne met pas à nu le sciatique qui reste en dehors de la région opératoire; aussi ne peut-on dire qu'il y ait eu action directe sur lui, comme lorsqu'on en fait l'élongation sanglante; le seul territoire nerveux intéressé est le sympathique, ses anastomoses, et celles du plexus hypo-gastrique avec les III° et IV° paires.

Ceci n'est d'ailleurs pas pour nous surprendre outre mesure, étant donné un organe comme le sympathique, dont la physiologie et les connexions réelles sont des plus obscures, et dans lequel une intervention très limitée peut influer sur un vaste territoire nerveux. Nous verrons dans un chapitre suivant que la simple section du cordon cervical produit des atrophies nerveuses extrêmement éloignées, jusque dans le bulbe, par exemple. Pour le moment, il nous suffira d'admettre que dans un système de filets et de ganglions nerveux où tous s'enchaînent, où tous sont plus ou moins solidaires, la déchirure des uns, l'écrasement des autres, peut amener dans tous une modi-fication physiologique probablement très importante, si on la juge par ses résultats.

OBSERVATION I

Névralgie pelvienne et vaginisme traités sans résultat par la dilatation vaginale. — Décollement du rectum. — Guérison temporaire.

Jeanne-Marie C..., trente-neuf ans, plieuse, entrée à l'Hôtel-Dieu le 5 septembre 1898.

Père mort à cinquante ans, asthmatique et rhumatisant, mère bien portante, mais rhumatisante également. Pas d'antécédents héréditaires névropathiques. Un frère mort de tuberculose; un autre frère et une sœur en bonne santé.

Comme antécédents personnels, bonne santé habituelle, à part des accidents névropathiques ayant débuté vers l'âge de dix ans. L'enfant était alors très impressionnable et très émotive. En outre, soit par causes physiques (chaleur, fatigue) soit par causes morales, elle prenait assez souvent des crises, de courte durée. La perte de connaissance n'était pas subite : l'enfant sentait venir sa crise. Pas d'aura, ni de cri initial. Pendant la crise, peu ou pas de grands mouvements. Perte de connaissance relative : tout en étant incapable de faire un signe, la malade entendait tout ce que l'on disait autour d'elle ; pas de perte des urines ni des matières ; au réveil, pas d'amnésie.

Cet état s'est amendé à la puberté, et depuis ce n'est que très rarement que les crises ont reparu. Premières règles à onze ans, précédées et accompagnées de malaises vagues et de douleurs abdominales assez vives. En dehors de la période cataméniale, la malade allait bien.

Les règles ont toujours été régulières; de faible intensité, elles duraient trois jours. Elles étaient précédées pendant deux ou trois jours de douleurs abdominales siégeant des deux côtés au niveau des ovaires et simulant parfois des coliques intestinales. Ces douleurs s'irradiaient dans les reins et les cuisses.

En même temps, légère céphalée, anorexie, et quelquefois vomissements. La plupart du temps cet état n'empêchait pas le travail, mais parfois la malade dut s'aliter. Avec l'écoulement sanguin ces malaises s'exagéraient. C'était alors une pesanteur abdominale avec paroxysme la nuit. Le sang menstruel était peu abondant et décoloré.

Les règles finies, ces malaises disparaissaient; cependant une marche un peu longue, l'acte de lever les bras, de porter un fardeau réveillaient des douleurs lombaires que le repos soulageait ensuite.

A aucun moment, la malade n'a eu des douleurs fulgurantes. Ç'a toujours été des douleurs sourdes, non lancinantes, occupant les lombes, les deux fosses iliaques et la racine des cuisses. Quelquefois, irridiations au pourtour de l'anus.

La malade s'est mariée à vingt-quatre ans et n'a jamais eu ni enfant ni fausse couche.

Les douleurs menstruelles se sont peu à peu exagérées depuis le mariage; elles étaient parfois si fortes que la malade restait pliée en deux de longues heures pour se soulager. Insensiblement, ces douleurs sont devenues continues, et de plus en plus sensation constante de pesanteur, de distension abdominale.

Il y a cinq ans, ces douleurs s'accompagnant de pertes jaunâtres, la malade fut traitée pour une métrite. On lui fit des lavages qui la soulagèrent un peu. Puis la souffrance reparut, et depuis elle a toujours persisté.

En plus de tous ces symptômes, la malade accuse un vaginisme assez marqué. Les rapports conjugaux ont toujours été pénibles, mais depuis l'exacerbation datant de cinq ans signalée plus haut, ils sont devenus franchement douloureux et intolérables.

On continua à traiter la malade pour une métrite : au mois de juillet 1897, on fit sous anesthésie une dilatation vaginale (légère déchirure du périnée) accompagnée d'un curetage utérin; pas d'amélioration : le toucher continua à être impossible ainsi que les rapports sexuels. Un an après une dilatation utérine fut faite de nouveau sans plus de succès. En raison de cet état, la malade rentra à l'hôpital.

On constate un vaginisme intense avec contraction du sphincter. L'introduction d'un doigt est extrêmement pénible. Le col, auquel on arrive à grand'peine, est douloureux. Le moindre ébranlement communiqué à l'utérus est insupportable. Contracture du constrictor cuni.

On ne trouve d'ailleurs aucune lésion : col normal, pas de sécrétion pathologique, pas de collection dans les culs-de-sac ; utérus mobile.

En raison du tempérament névropathique de la malade, on essaie d'abord la suggestion sous différentes formes ; aucun résultat. On se décide alors, vu l'insuccès de tout autre traitement, à une intervention chirurgicale.

Opération le 18 novembre 1898.

Anesthésie. — L'examen pratiqué pendant le sommeil de la malade ne relève rien d'anormal à la vulve, ni dans les culs-de-sac. Incision transversale à 10 centimètres en arrière de l'anus, des insertions du coccyx au sacrum, décollement et refoulement en avant du rectum. Excision à droite de 3 centimètres de la chaîne sympathique qui est de la grosseur d'une plume d'oie, à gauche arrachement et écrasement avec une pince hémostatique. Pas d'hémorragie.

Le 19 novembre, le vaginisme a disparu, le toucher du col utérin se fait sans douleur. Pas de miction spontanée, on sonde la malade.

Le 20 novembre, apparition des règles qui ne sont pas douloureuses et durent deux jours.

Un mois après, réapparition normale des règles, toujours indolores. La malade peut être examinée et touchée presque aussi bien que les autres femmes.

Le 19 janvier sortie de l'hôpital.

Dans une lettre récente (juin 1900), la malade nous apprend que, peu après sa rentrée chez elle, le vaginisme et les douleurs pelviennes ont récidivé.

OBSERVATION II

*Névralgie pelvienne et vaginisme intense. — Décollement
du rectum. — Guérison.*

Marie M..., dévideuse, vingt-six ans, entrée à l'Hôtel-Dieu
le 5 décembre 1898.

Rien d'anormal comme antécédents héréditaires.

La malade a toujours eu une assez bonne santé.

Réglée à quinze ans, assez régulièrement, mais les époques
sont accompagnées de douleurs ovariennes assez fortes.

Mariée depuis un an. Les rapports conjugaux très pénibles
dès le début devinrent rapidement douloureux au point d'être
impossibles. De plus, il y a huit mois, à la suite de règles plus
abondantes que de coutume, une douleur persistante s'établit
dans la fosse iliaque droite, avec paroxysmes intolérables,
surtout dans la marche.

Irradiations dans tout le bas-ventre, mais maximum siégeant
toujours dans la fosse iliaque droite.

L'application de topiques, l'emploi de l'hydrothérapie n'amenèrent aucune amélioration.

Depuis cette époque les douleurs persistent ainsi que le
vaginisme.

La palpation révèle une douleur profonde dans les fosses
iliaques, plus marquée à droite, le toucher vaginal est extrêmement douloureux, l'introduction d'un doigt ne peut se faire
qu'au prix de très grandes souffrances.

D'ailleurs les rapports conjugaux n'ont jamais dû être complets, car l'hymen est intact.

La malade est très nerveuse, mais l'examen ne montre pas de
stigmates hystériques.

Le 8 décembre 1898, opération.

Anesthésie. L'examen de la vulve, de l'hymen et des culs de
sac faite pendant le sommeil ne révèle rien d'anormal.

Incision parasacrée à gauche. Décollement du rectum. Écrasement des ganglions sympathiques au-devant des trois derniers trous sacrés. Drainage et suture.

Le lendemain, apparition des règles bien que ce ne fût pas le moment, mais sans les douleurs habituelles.

La malade eut pendant un jour ou deux de la dysurie qui nécessita le cathétérisme.

Les jours suivants la malade ne souffre plus dans sa région hypogastrique et surtout le toucher vaginal n'est plus douloureux. On arrive facilement à toucher le col.

Le 28 décembre, la malade quitte l'hôpital.

Revue plusieurs mois après, la malade est toujours dans un état aussi satisfaisant.

OBSERVATION III

Sciatique rebelle ayant résisté à l'élongation. — Décollement du rectum. — Amélioration.

Célestin G..., quarante-sept ans, sujet italien, manœuvre, entré à l'Hôtel-Dieu le 26 décembre 1898.

Rien du côté des antécédents héréditaires. Le malade a eu jusqu'à six ans une excellente santé, pas de rhumatismes, ni de syphilis, ni de paludisme.

Il y a six ans le malade commença à souffrir au niveau de la fesse gauche. Les douleurs, de temporaires devinrent, peu à peu continues avec toutefois des paroxysmes surtout la nuit, puis s'étendirent en envahissant la cuisse d'abord, ensuite la jambe. Crampes au mollet très fréquentes et très douloureuses.

Le malade fit plusieurs séjours à l'hôpital de Turin où on mit en œuvre différents traitements : médication interne, vésication, stipage, pointes de feu, injections, le tout sans aucun résultat. Depuis *six ans* les douleurs ont résisté à tout, ne s'amendant que rarement pour une durée de quelques jours et recommençant ensuite aussi vives qu'avant.

A l'entrée à l'hôpital, on constate que le nerf grand sciatique est sensible sur tout son parcours, principalement au niveau des points de Valleix.

Le signe de Lasègue est très accusé, le malade souffrant à la moindre tentative de flexion de la cuisse lorsque la jambe est étendue. Le pli fessier est un peu remonté à gauche, un peu de scoliose lombaire à convexité droite. Le malade, lorsqu'il est debout, se tient instinctivement en position hanchée, le poids du corps portant sur la jambe droite.

Le malade accuse, en plus de douleurs continues dans la zone précitée, des paroxysmes fréquents s'accompagnant de crampes, de contractures dans les muscles.

On ne constate pas de troubles trophiques ; pas de différence de coloration ou de température entre les deux jambes ; pas d'atrophie de la jambe gauche.

Rien d'anormal aux autres organes ; ni sucre ni albumine dans les urines ; pas de stigmates hystériques.

Le 26 décembre, élongation non sanglante sous anesthésie. Le lendemain les douleurs sont encore plus vives qu'auparavant et se maintiennent les jours suivants.

Le 16 janvier, aucune amélioration n'étant survenue M. Jaboulay tente une intervention directe sur le sympathique sacré.

Opération. — Incision parasacrée de la peau, de l'aponévrose d'insertion du grand fessier et des fibres du grand ligament sacro-sciatique. Le doigt introduit décolle le rectum ; introduction de trois tampons de façon à obtenir une cavité de la grosseur d'une pomme ; on les enlève, puis on pratique, toujours avec le doigt l'écrasement des ganglions au-devant des trois derniers trous sacrés gauches.

Drainage et suture.

Le jour même, le malade déclare ne plus souffrir de son membre. Celui-ci est actuellement plus chaud que l'autre.

Les jours suivants le malade ne souffre plus du tout. Il n'a pas eu de troubles de la miction et les érections se font normalement.

J. Termier.   5

Le malade se lève le quatrième jour, la marche et la station assise ne sont plus douloureuses.

Le signe de Lasègue a disparu, ainsi que les points douloureux et la palpation ne fait plus souffrir le malade. On enlève le drain le cinquième jour.

Le 1ᵉʳ février, la plaie s'est réunie complètement sous le second pansement. Les douleurs n'ont pas reparu et le malade quitte l'hôpital pour reprendre son travail.

Quelque temps après cependant il reprit une crise de sciatique, moins forte toutefois.

Le 20 juin 1900, on revoit le malade qui dit avoir eu depuis un an plusieurs crises de sciatique, mais moins douloureuses qu'avant l'opération. A l'examen objectif, on note un peu d'atrophie de la jambe gauche. Pas de point de Valleix. Le signe de Lasègue n'apparaît que lorsqu'on fléchit la jambe à angle droit sur le bassin.

OBSERVATION IV

Sciatique gauche. — Décollement du rectum. — Guérison.

Louis M..., trente-six ans, peintre-plâtrier, entré à l'Hôtel-Dieu le 31 décembre 1898.

Pas d'antécédents héréditaires. Comme antécédents personnels, seulement une orchite blennorhagique; pas de rhumatisme, ni de syphilis, ni d'impaludisme. Malgré sa profession de peintre-plâtrier, le malade ne présente aucun signe de saturnisme et n'a jamais eu de coliques de plomb.

Au mois d'avril 1898, le malade qui souffrait depuis quelque temps dans les reins, fut pris dans le mollet gauche de crampes et de douleurs surtout vives le matin. Dans la journée, sous l'influence de l'exercice, la souffrance s'atténuait peu à peu. Pendant cinq semaines environ l'état fut stationnaire avec localisation au mollet seulement. Puis petit à petit les douleurs disparurent et le malade ne ressentit plus rien.

Au mois de juillet, étant en train de travailler, il fut pris tout à coup d'une douleur brusque et intense s'étendant du mollet jusqu'à la hanche, tellement vive qu'il dut quitter immédiatement son travail. Depuis ce moment, avec des alternatives de plus ou de moins, la douleur a toujours persisté. Presque nulle au repos, elle reparaît très forte à la moindre tentative de marche; aussi celle-ci est-elle très pénible et redoutée du malade qui n'a pour ainsi dire pas quitté le lit depuis quatre mois.

La palpation au niveau du nerf sciatique est douloureuse. Comme points de Valleix on trouve surtout marqué le point fessier. Points trochantérien, poplité, péronier, etc., bien marqués, sauf les points plantaires. Pendant quelque temps il se manifesta une alternance curieuse entre les douleurs du sciatique poplité interne et celles du sciatique poplité externe, les unes apparaissant lorsque les autres se calmaient, et vice versa.

Le signe de Lasègue est très marqué, la douleur apparaissant dès que la jambe est soulevée au-dessus du plan du lit.

Debout, le malade fait porter le poids de son corps sur la jambe saine; pli fessier un peu remonté à gauche.

Paroxysmes douloureux fréquents, calmés par la chaleur. Pas de troubles trophiques du côté gauche. Rien d'anormal du côté des autres organes. Ni albumine ni sucre dans les urines.

En présence du caractère rebelle de l'affection, qui résiste à tout traitement médical, M. Jaboulay se résout à l'intervention.

Opération. — Le 19 janvier 1899, incision parasacrée. — Décollement du rectum. Écrasement des ganglions sympathiques situés au niveau des deux trous inférieurs gauches. Drainage, suture.

Aussitôt après l'opération, le malade se sent soulagé. Il souffre asez vivement au niveau du rectum, mais plus du tout dans sa jambe. Les jours suivants, suintement sanguin assez important. Pas de troubles de la miction. Les douleurs ne réapparaissent pas. On peut fléchir la cuisse du malade.

Après quelques jours la marche est possible, non douloureuse. Il ne persiste qu'un peu de douleur à la pression forte au niveau du point trochantérien.

Le 25 février, le malade ne sentant plus rien, quitte le service.

Il n'a pu être retrouvé (juin 1900).

OBSERVATION V

Sciatique gauche. — Élongation sans résultat.
Décollement du rectum. — Guérison.

Antoine-Blaise V..., quarante-neuf ans, terrassier, entre à l'Hôtel-Dieu, le 9 février 1899.

Père mort de maladie inconnue ; mère morte, il y a vingt ans, de pleurésie, en trois mois.

Le malade est marié et père de quatre enfants. La santé a toujours été très bonne. Pas de rhumatisme, ni de syphilis, ni d'alcoolisme, il y a deux mois seulement il prit un peu froid, dit-il, et se mit à tousser un peu.

Il y a huit jours, brusquement, le malade ressentit une douleur dans les reins à gauche et depuis il souffre dans la fesse, la cuisse et la jambe sans que les douleurs soient en voie de diminution. Aussi le malade est-il reçu à l'Hôtel-Dieu dans un service de médecine.

On constate l'existence des points de Valleix sur le trajet du sciatique, sauf au niveau des apophyses épineuses, le point trochantérien est de beaucoup le plus douloureux.

Le point péronier existe, pas de point pédieux.

Un peu d'hypoesthésie dans la sphère du sciatique. Pas de troubles trophiques.

Douleur à la flexion de la jambe étendue (signe de Lasègue).

Rien ailleurs, ni albumine, ni sucre dans les urines; pas de stigmates d'hystérie.

Le 11 février, on pratiqua sous anesthésie l'élongation du sciatique. Aucun résultat n'ayant suivi et l'administration d'antipyrine et d'aconitine n'ayant eu non plus aucun effet, on fit passer le malade en chirurgie.

Les jours suivants, les douleurs s'amendèrent spontanément. Mais il persistait quand même un point douloureux siégeant sur la tête du péroné et se prolongeant en bas jusqu'à un travers de main au-dessus de la malléole externe.

Le signe de Lasègue ne se montre plus qu'en fléchissant fortement la jambe sur le bassin. De temps à autre le malade ressentait toutefois des crises douloureuses le long de son sciatique, mais entrecoupées par des périodes de calme presque complet.

Seulement il se mit alors à souffrir sur le trajet de son nerf crural. A la palpation ce nerf est douloureux, et le point s'étend environ jusqu'à la moitié de la cuisse.

La jambe gauche présente au-dessous du genou une zone d'anesthésie s'étendant sur la face antérieure de la jambe jusqu'à 10 ou 12 cent. de l'articulation. Sensation de froid dans cette zone.

La jambe malade est très faible et ne peut supporter le poids du corps, mais la marche n'augmente pas sensiblement la douleur.

On ordonne au malade des bains et de l'aconit.

Le 23 février, pas d'amélioration, douleurs et faiblesse persistent; sensation de fourmillement dans la jambe et la cuisse. On se décide alors à intervenir chirurgicalement.

Opération. — Incision parasacrée de 10 centimètres environ, décollement du rectum pratiqué comme pour les malades déjà opérés antérieurement; on sent les trois trous sacrés inférieurs gauches.

Le 27 février, le malade accuse un mieux très sensible, il persiste seulement quelques vagues douleurs à la face interne du genou; un peu d'anesthésie, un peu de sensation de froid;

plus rien au crural. Le malade n'a pas eu de troubles de la miction, érections spontanées normales.

Le 4 mars, dans la nuit, le malade ressentit tout à coup une crise sciatique d'une extraordinaire intensité. Les douleurs affectent la forme de lancées extrêmement vives; puis au matin tout rentre dans le calme. Dans la journée, le malade ne ressent plus aucune douleur.

Les jours suivants, toujours pas de douleurs, ni dans la région du crural, ni dans le sciatique.

La plaie est fermée et le 9 mars le malade quitte le service n'accusant qu'un peu de faiblesse dans le membre gauche, mais plus aucune douleur.

OBSERVATION VI

Sciatique droite rebelle datant de huit mois. — Décollement du rectum. — Guérison (résultat de deux mois).

Benoît G..., quarante-cinq ans, entré à l'Hôtel-Dieu le 23 avril 1900.

Rien de particulier dans les antécédents héréditaires ou personnels.

L'affection actuelle débuta, il y a huit mois, à l'occasion d'une grippe contractée par le malade. Depuis quelque temps cependant, il avait dans la jambe droite quelques douleurs qui ont eu une forte recrudescence au moment de sa maladie aiguë. Depuis cette époque elles ont encore augmenté, si bien que le malade ne marchait qu'avec la plus grande peine. Il essaya divers traitements : vésicatoire, chlorure d'éthyle, anti-pyrine, etc., sans aucun résultat.

À son entrée, on note tous les signes ordinaires de la sciatique franche. Points douloureux rétro-trochantérien, poplité, péronier.

Pas de points bien nets plus bas à la jambe.

Signe de Lasègue très accentué.

La motilité est conservée, les réflexes musculaires sont intacts Réflexes plantaire et rotulien normaux.

La sensibilité au contact est diminuée dans la jambe et à la face postérieure de la cuisse. Sensibilité à la piqûre et à la chaleur normale.

Pas d'autres signes du côté des viscères.

Les organes pelviens (rectum, vessie), sont intacts.

Rien au poumon ni au cœur.

Digestion normale.

Opération. — Le 27 avril 1900, décollement du rectum. Incision parasacrée à droite ; section du grand fessier et des fibres sacro-sciatiques.

La région, très vasculaire, saigne abondamment.

Décollement comme à l'ordinaire par le doigt insinué entre le rectum et le sacrum.

Drainage. Sutures.

Le 29 avril, le malade souffre dans sa jambe comme avant l'intervention.

Le 30 avril, hémorragie légère, on change le pansement, rien de spécial. Température normale.

Le 5 mai, on enlève les points de suture. La sensibilité au tact est revenue. On note de l'hyperesthésie à la limite du territoire innervé par le sciatique.

Les douleurs spontanées, bien qu'encore très intenses, ont cependant diminué depuis trois jours.

Les points de Valleix sont toujours très sensibles.

Le 7 mai les douleurs ont beaucoup diminué. Le malade marche avec une certaine difficulté mais dit souffrir peu.

La plaie n'est pas tout à fait fermée à la partie inférieure, néanmoins le malade quitte l'hôpital.

Le 20 mai, le malade revient se montrer. Les douleurs spontanées ont cessé. L'hyperesthésie persiste à la limite du territoire d'innervation du sciatique. Points de Valleix douloureux seulement à une forte pression.

Le 17 juin 1900, le malade vient à pied à l'hôpital. Depuis

quelques jours il marche, monte les escaliers, etc., sans aucune gêne.

Les douleurs spontanées ont complètement disparu.

Les points de Valleix ne sont plus sensibles. Le signe de Lasègue, très accusé avant l'opération, ne se montre que dans la flexion *forcée* de la cuisse sur le bassin.

OBSERVATION VII

Douleurs névralgiformes dans la cuisse gauche.
Décollement du rectum. — Guérison.

Clarisse M..., sans profession, quarante et un ans, entrée à l'Hôtel-Dieu le 20 octobre 1899.

Mère morte d'affection abdominale, un frère mort d'urémie.

Pas de maladies antérieures, premières règles à l'âge de treize ans. Toutefois, pendant son adolescence, la malade fut très sujette à la migraine. Elle se maria à vingt-deux ans et eut de ce mariage une fille bien portante et actuellement en bonne santé. A l'occasion de ses couches, la malade eut pour la première fois mal dans le flanc gauche et dans la partie supérieure de la cuisse, mais au bout de quelque temps tout rentra dans l'ordre et pendant quinze ans la santé fut normale.

Il y a trois ans, une douleur parut d'abord dans le mollet gauche, puis s'étendit à toute la jambe, gagnant la cuisse, la fesse et l'hypocondre gauche. La malade ne souffre que lorsqu'elle est debout; couchée ou assise elle ne se ressent de rien.

La fatigue augmente assez notablement les souffrances, mais il n'y eut jamais de boiterie.

A son entrée dans le service, la malade se plaint de douleurs assez vives dans tout le membre inférieur gauche et dans la partie correspondante de l'abdomen. L'examen des diverses articulations ne révèle rien d'anormal. Un peu de douleur à la pression dans le flanc gauche ainsi que sur la fesse du même côté. Pas d'œdème ni de coloration anormale. Signe de Lasègue. Pas de troubles digestifs, ni de symptômes du côté de l'appareil génito-urinaire.

On ne trouve aucun stigmate d'hystérie. Sensibilité normale partout, pas de troubles oculaires.

Opération le 28 octobre. Incision parasacrée. Décollement du rectum. On masse et on faradise la région des ganglions sacrés.

Le 30 octobre, la malade ne souffre pas ; elle n'a pas présenté de troubles de la miction, les règles n'ont pas devancé leur époque d'apparition.

Le 17 novembre, les douleurs ont disparu complètement de l'abdomen. On ne trouve pas de points douloureux à la pression. La plaie opératoire s'est réunie par première intention.

La malade marche sans difficulté, ne ressent plus aucune douleur et quitte l'hôpital.

OBSERVATION VIII

Ataxie avec crises de douleurs fulgurantes dans les membres inférieurs. — Décollement du rectum. — Disparition complète des douleurs. — Résultat datant de dix mois.

Auguste L..., cinquante ans, cultivateur, entre à l'Hôtel-Dieu le 16 août 1899. Rien de spécial comme antécédents héréditaires.

Fièvre typhoïde à l'âge de cinq ans. Bonne santé habituelle, mais chancre en 1870 ayant laissé une petite cicatrice sur le gland.

Le malade ne remarqua rien toutefois dans les vingt ans qui suivirent. Il y a dix ans environ il sentit brusquement une douleur « en éclair » dans la jambe gauche, douleur qui disparut instantanément, puis tout rentra dans l'ordre. Plusieurs mois s'écoulèrent sans que rien de semblable se reproduisît ; mais le malade s'étant, dit-il, exposé au froid, la douleur reparut, toujours du côté gauche, et avec les mêmes caractères qui la font comparer par le malade à la sensation d'un couteau brusquement enfoncé et aussitôt retiré.

Les crises douloureuses devinrent peu à peu plus fréquentes, puis s'étendirent enfin au membre inférieur droit. Ces douleurs fulgurantes étaient beaucoup plus fréquentes le jour, et disparaissaient la nuit dès que le malade avait commencé à dormir. Elles furent toujours plus intenses et plus étendues à gauche. Peu à peu apparut aussi de la maladresse dans la marche et spécialement une sensation de dérobement dans la jambe gauche. Le malade marchait mieux quand il pouvait « voir ses jambes » et était plus maladroit dans l'obscurité.

Quelques douleurs au niveau du sein gauche; sensation subjective de cuisson en ceinture ; pas de crises abdominales ni pelviennes. Le malade remarqua que sa jambe, ou du moins sa cuisse gauche maigrissait et était sans force.

Pour toutes ces raisons, il fit en 1898 un séjour à l'Hôtel-Dieu dans un service de médecine. Il y resta vingt jours et en sortit sans grande amélioration.

L'année suivante, les symptômes augmentèrent encore, principalement les douleurs qui atteignirent une intensité intolérable. Apparition d'un tremblement généralisé.

Le malade depuis quelque temps urinait avec difficulté, mais les urines étaient limpides.

Août 1899. Le malade entre dans le service du Dr Jaboulay. On constate les signes suivants : signe de Romberg, abolition des réflexes, douleurs fulgurantes. Atrophie de la cuisse gauche. Le malade marche en jetant un peu le pied.

Opération le 28 août. — Décollement du rectum par une incision parasacrée gauche.

Le surlendemain, même opération à droite.

A la suite de cette double intervention, le malade eut pendant vingt-quatre heures environ une recrudescence considérable de tous les symptômes douloureux. Puis tout cessa, et à partir de ce moment, il ne ressentit plus de douleurs fulgurantes.

Sortie de l'hôpital le 22 septembre.

Le malade est revu en juin 1900, soit dix mois après l'intervention. Les *crises fulgurantes ne sont absolument pas revenues*. On constate par contre tous les autres symptômes qui existaient auparavant. Le malade ne peut tourner sur lui-même ni marcher les yeux fermés sans manquer de tomber. Abolition absolue du réflexe rotulien. Inégalité pupillaire très marquée (le malade n'a jamais rien remarqué dans sa vision au point de vue subjectif). La pupille ne réagit pas à la lumière.

Le tremblement, qui est généralisé, a augmenté depuis l'année dernière. Aspect de sénilité précoce. Le malade jette un peu les pieds en marchant, mais en somme il marche sans peine et sans fatigue en s'appuyant sur une canne. Il urine toujours avec une certaine difficulté et n'a pas constaté d'amélioration de ce côté.

Atrophie nette de la cuisse gauche.

Bon état général, malgré un amaigrissement marqué.

En résumé le tabès ne paraît pas avoir été influencé dans son évolution, mais les douleurs fulgurantes n'ont pas reparu depuis dix mois, date de l'opération dont le malade est on ne peut plus satisfait.

OBSERVATION IX

Sciatique double. — Névralgie du génito-crural gauche. — Troubles dans l'innervation pelvienne se traduisant par du priapisme et de la douleur pendant l'éjaculation. — Décollement du rectum. — Guérison complète datant de dix mois et demi.

Victorien J..., cinquante-huit ans, chauffeur, entre à l'Hôtel-Dieu le 9 septembre 1899.

Père mort à quatre-vingts ans. Mère morte à soixante-huit ans d'affection pulmonaire.

Bonne santé jusqu'à vingt-cinq ans. A cet âge le malade fut

atteint d'une attaque de rhumatisme articulaire ayant débuté par la jambe gauche.

Toutes les grandes jointures furent touchées, mais surtout du côté gauche. Cette attaque rhumatismale dura trois mois et guérit assez lentement, laissant dans la jambe gauche des craquements articulaires et une sensation de froid sur laquelle insiste le malade.

A part cela, bonne santé habituelle, lorsqu'il y a six ans, il commença à éprouver des douleurs lancinantes dans le mollet gauche. Ces douleurs s'irradiaient sous la plante du pied et s'accompagnaient de flexion involontaire des orteils. L'année dernière la douleur gagna la cuisse et finalement la fesse gauche.

Les crises douloureuses débutent par des fourmillements d'abord localisés derrière la malléole externe, puis augmentant graduellement d'intensité et s'étendant à toute la jambe. Au moment du maximum, crampes et spasmes musculaires empêchant le malade de se tenir debout. Il est obligé de s'asseoir ou de se coucher, sous peine de tomber.

Il y a dix mois environ, apparition d'érections très intenses et prolongées, sans cause, survenant principalement le soir, lorsque le malade était très fatigué de sa journée de travail. Ces érections, bien que fort gênantes, n'étaient pas douloureuses.

A peu près à la même époque un autre symptôme fit son apparition : au moment de l'éjaculation, le malade ressentait une douleur extrêmement vive dans la zone innervée par le nerf génito-crural gauche.

Cette douleur, sur l'intensité de laquelle le malade insiste beaucoup, était extrêmement courte et ne durait que le temps même de l'éjaculation.

Mais elle était si vive, que les rapports sexuels devinrent insupportables et durent être suspendus.

Enfin, ces derniers mois, la douleur s'est étendue à la fesse, à la cuisse et à la jambe droite, sans jamais aller jusqu'au pied.

Actuellement marche presque impossible et très douloureuse. Douleur sur le trajet des sciatiques, surtout gauche.

Signe de Lasègue très prononcé.

On ne trouve aucun symptôme tabétique, pas de signe de Romberg ; pas de signes oculaires, les réflexes rotuliens sont normaux.

Le 11 septembre 1899, décollement du rectum en passant à gauche du sacrum. Faradisation du plexus hypogastrique, s'accompagnant des phénomènes habituels (Voir plus haut).

Les jours suivants, quelques vagues douleurs du côté gauche qui disparurent au bout d'une semaine environ. Plaie cicatrisée au douzième jour.

Le 10 octobre, les douleurs ne se sont pas reproduites. « Je ne suis plus le même homme », dit le malade. La marche se fait très facilement. On ne trouve plus le signe de Lasègue.

Sortie de l'hôpital.

Le malade est revu le 25 juin 1900, soit dix mois et demi après l'intervention. Les douleurs sciatiques ne sont pas revenues. Le seul symptôme qui persiste est une sensation légère de fourmillement dans la jambe gauche, mais le malade ne souffre pas du tout. Les rapports sexuels ont pu être repris et l'éjaculation n'est plus douloureuse. Le priapisme mentionné plus haut, et qui survenait lorsque le malade rentrait fatigué de son travail, n'a pas reparu.

OBSERVATION X

Troubles vaso-moteurs et articulaires dans le membre inférieur gauche datant de trois ans, et ayant été traités sans résultat par l'immobilisation. — Décollement du rectum. — Guérison. — Résultat datant d'un an et demi.

Francine T..., employée, vingt-six ans, entrée à l'Hôtel-Dieu le 20 janvier 1899.

Père mort de typhoïde. Mère morte de diabète, un frère mort du croup, l'autre peut-être de tuberculose.

Rougeole et scarlatine dans l'enfance. Les règles vinrent à onze ans, elles ont toujours été régulières, abondantes et longues (huit jours), et douloureuses.

Depuis treize ou quatorze ans, pertes blanches fréquentes.

Il y a sept ans, hydarthrose subite du genou gauche. Gonflement considérable. Application de topiques. Les phénomènes durent huit jours et disparaissent.

Il y a un peu plus de trois ans les douleurs réapparurent lentement et progressivement, d'abord dans le cou-de-pied, puis dans le genou et dans la hanche ; la marche devint de plus en plus difficile, s'accompagnant de boiterie et nécessitant d'abord une canne, puis des béquilles depuis cinq mois.

De plus, à la fin de la journée la jambe présentait un œdème énorme et souvent de teinte violacée.

Les bains de vapeurs, le siphonage, les topiques furent sans succès.

A ce moment (août à novembre 1898) la malade fit un séjour dans un service de l'Hôtel-Dieu. On diagnostiqua une polyarthrite tuberculeuse et on institua comme traitement les pointes de feu dans la région sacro-sciatique, à la hanche, et au genou, puis on immobilisa la malade dans un silicate pendant un mois et demi. Les phénomènes augmentant malgré le traitement, la malade sortit.

Elle rentra peu de temps après dans le service de M. Jaboulay.

A ce moment on constate un peu d'hydarthrose du genou gauche. Les mouvements sont limités, la flexion se fait incomplètement, parce qu'elle occasionne une vive douleur au niveau du condyle interne.

Points douloureux au niveau du cul-de-sac sous-tricipital et du plateau tibial.

Douleur à la hanche, lorsque la malade est assise, et provoquée par la pression au niveau de l'échancrure sciatique : l'abduction est douloureuse.

Au pied, points douloureux en dehors, et au niveau du tubercule du scaphoïde. Atrophie légère à gauche. Différence de 1 centimètre environ au niveau du mollet.

Lorsque la malade marche, elle souffre au cou-de-pied et surtout dans le genou et dans la hanche.

On ne trouve rien du côté de la colonne.

Au toucher vaginal (hymen intact), les mouvements communiqués à l'utérus sont un peu douloureux.

La malade tousse fréquemment, a des sueurs nocturnes et a eu des hémoptysies. Lors de son dernier séjour à l'Hôtel-Dieu on l'a traitée pour bacillose, mais actuellement l'auscultation du poumon ne présente rien d'anormal.

Pas de troubles de sensibilité, ni dans le membre malade, ni ailleurs.

La malade est un peu nerveuse, les émotions vives lui donnent non des crises, mais des syncopes.

Pas de stigmates hystériques, le réflexe pharyngien est conservé.

Appétit faible, digestion pénible, pas de ballonnement ni de constipation. Rien au cœur, urines normales.

Opération. — Le 23 janvier, incision parasacrée, section du grand fessier et de la partie moyenne des attaches sacrées du grand ligament sciatique.

On atteint la face antérieure du sacrum. Décollement du rectum à l'aide des doigts et de tampons. On sent les deux trous sacrés inférieurs à gauche.

Drainage, suture.

De suite après l'opération, le malade sent sa jambe beaucoup plus libre, les mouvements du pied, du genou et de la hanche sont indolores. Il ne persiste qu'un point douloureux à la pression à la face interne du genou.

Pas de différence de température entre les deux membres, pas de troubles de la miction.

Le 23 janvier, les règles sont venues (c'était à peu près l'époque).

Dans la nuit, la malade a eu une crise très douloureuse dans la jambe, puis brusquement toute souffrance a disparu sans revenir.

Le 30 janvier, la malade se lève, toute douleur a disparu. Elle marche sans canne et sans boiter. La marche n'est pas douloureuse, il persiste seulement une certaine sensation de faiblesse dans le membre inférieur gauche. La flexion du genou est complète et non douloureuse.

(La plaie s'est réunie par première intention.)

Le 19 février, la guérison se maintient. La malade quitte l'hôpital.

Le 9 mars, état toujours satisfaisant. Présentation de la malade à la Société de chirurgie. Il y a toujours un peu de gêne dans la marche, mais la malade n'a pas besoin de canne et ne souffre plus.

Depuis elle est venue plusieurs fois à l'hôpital pour donner de ses nouvelles, qui sont toujours aussi bonnes.

OBSERVATION XI

Douleurs névralgiformes dans le pied droit. — Crises peut-être comitiales ayant leur aura à ce niveau. — Décollement du rectum. — Pas de résultat appréciable.

Victorine C..., trente et un ans, journalière, entrée à l'Hôtel-Dieu le 8 mai 1899.

Père mort de congestion pulmonaire, mère vivante, ayant les jambes ankylosées par du rhumatisme, au dire de la malade. Un frère mort d'étranglement herniaire, quatre autres bien portants.

Réglée à treize ans; depuis, les règles devancent toujours leur époque d'apparition de quatre à cinq jours; elles sont précédées et accompagnées de douleurs violentes dans les reins et dans le bas-ventre. Durée quatre à cinq jours.

A seize ans, la malade fut traitée pour de l'anémie. C'est à ce moment qu'apparut la première crise.

Sans cause apparente, la malade ressentit brusquement une douleur vive dans le pied droit. Cette douleur revêtit la forme d'une violente constriction et d'un engourdissement, elle remonta le long du membre inférieur et à ce moment la malade perdit connaissance pendant environ dix minutes. Une seconde crise survint le même jour, un peu après la première.

Dix ans se passèrent sans crises nouvelles et dans une santé satisfaisante, sauf les souffrances coïncidant avec les époques menstruelles. Puis deux crises survinrent dans la même année, suivies de deux ans encore de suspension.

Depuis six mois la malade prit encore deux crises, la dernière datant de deux mois.

Ces crises surviennent toujours de la même manière, la douleur part toujours du pied droit; il y a quelques mouvements convulsifs dans le membre inférieur droit et dans les membres supérieurs. Fait important, les crises viennent toujours au moment des règles.

La malade les sent venir et a le temps de s'asseoir; pas de cri initial.

Quelquefois la malade peut arrêter une crise commençante par des frictions, par une constriction exercée au niveau de la jambe ou par la mise en extension du gros orteil.

De temps en temps, crises frustes caractérisées seulement par de la trémulation en pédale du pied ou du gros orteil.

Le pied droit est plus froid que le gauche. A l'examen, on constate à un faible degré le signe de Lasègue. Un point douloureux à la partie interne du genou droit. Réseau veineux dorsal du pied quelquefois dilaté. Jamais d'œdème ni de coloration anormale des téguments. Crampes extrêmement fréquentes et douloureuses dans la jambe et dans le pied.

Pas de troubles trophiques.

Sensation fréquente de boule dans le thorax, remontant jusqu'au cou. Rien par la pression des ovaires.

Réflexe pharyngien aboli, réflexe cornéen aboli, surtout à gauche.

Pas de troubles de la sensibilité objective, nulle part.

La malade se plaint de souffrir de son pied presque tout le

temps, au point qui est douloureux à la pression, au niveau de l'interligne tibio-tarsien en dedans.

Le 9 mai, opération. Décollement du rectum et écrasement des ganglions sympathiques au-devant du sacrum.

Les ours suivants, amélioration au point de vue des douleurs; les crampes subsistent encore un peu.

Le 27 mai, la malade, qui souffre moins et n'a pas repris de crises, quitte l'hôpital.

On la revoit six mois après : elle a recommencé à souffrir dans son pied quelque temps après sa sortie. Les crises sont revenues.

L'insuccès de l'opération dans ce cas n'a rien pour surprendre. Il s'agissait chez cette malade d'une aura (peut-être comitiale), qu'elle localisait au niveau du pied, mais dont le siège réel était bien probablement central. La modification périphérique du nerf sciatique n'a donc pas eu de résultat curatif.

OBSERVATION XII

Troubles névralgiformes et vaso-moteurs du membre inférieur gauche, d'origine probablement utéro-ovarienne. — Décollement du rectum. — Disparition de la douleur et des autres symptômes; mort deux mois après de complications septiques graves.

Eugénie J..., femme D... trente-sept ans, entrée à l'Hôtel-Dieu le 8 mai 1899.

Père mort à septante-huit ans, mère morte à quarante-trois ans après avoir eu douze enfants. La malade fut la quatrième. Les aînés se portent bien et ont des enfants en bonne santé. Les cadets sont venus en trois couches gémellaires et sont morts en bas âge.

Pas de maladie avant douze ans. Réglée à cet âge, les règles s'accompagnent toujours de douleurs abdominales. Celles-ci, négligées au début, furent ensuite traitées par les révulsifs bénins; à dix-huit ans, elles devinrent si fortes que la malade ne pouvait se tenir droite et fut obligée de porter une ceinture. A partir de cette époque, les règles, qui n'avaient jamais été abondantes, le devinrent de moins en moins et s'accompagnèrent de violentes douleurs dans les reins. L'état resta ainsi stationnaire jusqu'en 1896, époque où la malade fut obligée d'entrer à la Charité. On diagnostiqua une hématocèle. Incision du cul-de-sac postérieur. Les suites furent simples. Soulagée pendant quelque temps, la malade rentre à la Charité en novembre 1896. On lui enleva alors les annexes par la voie abdominale. Hématosalpynx à gauche ; ovaires gros et friables ; les annexes sont adhérentes au péritoine.

Depuis cette époque la malade a peu souffert de son ventre ; elle a vu quatre fois des règles ou des hémorragies leur ressemblant.

Au commencement de 1897 elle sentit de la difficulté pour aller à la selle. On constata alors une contracture marquée du sphincter externe ; à trois centimètres au-dessus de l'anus, la muqueuse forme un anneau dur, résistant, permettant à peine le passage du doigt. Une dilatation sous anesthésie n'amena que peu de soulagement.

Cette gêne dans la défécation s'accentuant encore peu de temps après et s'accompagnant de véritables douleurs et même d'entérorrhagie, on intervint une seconde fois le 5 mai : rupture de la bride sous anesthésie.

Il y a deux ans, la malade se prit à souffrir au niveau de son articulation tibio-astragalienne droite. Elle avait dans tout le pied des lancées très douloureuses, le cou-de-pied et la cheville étaient enflés, la marche difficile. Les douches, la teinture d'iode, et finalement l'immobilisation pendant deux mois dans un silicate n'amenèrent aucun résultat. Aussi, en juillet 1898, lui fit-on une incision interne au-dessous de la malléole. On ne découvre rien d'anormal, ni dans les tissus périarticulaires, ni dans les os.

En février 1899, la malade rentre à la clinique de M. Ollier. Son pied ne va pas mieux. Il est peu tuméfié, mais la malade y ressent des douleurs lancinantes continuellement, et y éprouve aussi une sensation de cuisson. La pression est très douloureuse en dessus et en dessous des malléoles, surtout en dedans, et sous la plante du pied, au niveau du point astragalien, peu au niveau du calcanéum.

Légère tuméfaction œdémateuse ; on perçoit un peu de fluctuation sous la malléole interne. Pas d'empâtement des gaines. L'articulation est immobilisée par la contracture de ses muscles moteurs.

L'état général est satisfaisant.

On essaie des douches froides, des bains, des douches chaudes, des badigeonnages de collodion, des pulvérisations de chlorure de méthyle ; à l'intérieur, le bromure, l'iodure de potassium, le bromidia ; tout fut sans résultat.

La malade est nerveuse et a pris plusieurs fois des crises, dit-elle, mais elle ne présente pas de stigmates bien nets d'hystérie.

Le 29 mai 1899, décollement du rectum à l'aide des doigts et des tampons ; on retire après ceux-ci deux filets nerveux et deux ganglions que l'examen histologique démontra ensuite être de nature sympathique.

Le 30 mai, quelques douleurs dans le mollet droit, mais état très satisfaisant de l'articulation tibio-tarsienne. Celle-ci est devenue indolore et les mouvements sont revenus ; plus de contractions musculaires ; la malade fait elle-même tous les mouvements normaux de l'article ; les mouvements forcés même ne sont pas douloureux, mais la malade présente de la température (40°,2) due à l'infection de sa plaie. On fait sauter les points de suture.

Le 31 mai, température : 40°,4 le matin, 40°,6 le soir. Pansement, liquide séro-purulent suintant de la plaie. Douleurs vives dans tout le champ opératoire. Mais plus de douleurs au pied. L'articulation tibio-tarsienne est libre et les mouvements ne sont pas douloureux. Quelques douleurs lancinantes dans le mollet.

Le 1er juin, température : 39°,6-40°,5. Même état, compliqué de l'apparition de vomissements alimentaires.

Le 2 juin, 39°,6-41°,1. Même état. Dans les efforts de vomissement, la malade a un peu d'incontinence d'urine.

Le 4 juin, 39°,3-39°,8, Même état.

Le 8 juin, 38°,6-39°, pas d'incontinence, la température baisse, mais l'état nerveux persiste.

Le 21 juin, pas de température. Douleur assez vive dans le mollet gauche, pas de phlébite.

Le 1er juillet, les douleurs ont complètement cessé. Nausées et quelques vomissements. La plaie suppure toujours un peu.

Le 6 juillet, toujours pas de douleur, mais la malade est absolument sans force et dans un état général très mauvais ; elle sort toutefois de l'hôpital.

Les jours suivants, et étant chez elle, elle recommença à vomir. Inanition et cachexie progressives. La plaie continue à laisser couler du pus en petite quantité.

Mort environ un mois après la sortie de l'hôpital, de cachexie progressive. *Les douleurs ne sont pas revenues.*

L'autopsie ne put être pratiquée.

Avant de passer aux observations de Ruggi (de Modène), nous allons exposer complètement son procédé opératoire qui est sensiblement différent de celui de M. Jaboulay. Il ne faut pas perdre de vue, en effet, que chez les malades dont on trouvera plus loin l'histoire, la lésion pouvait être assez facilement circonscrite au seul plexus utéro-ovarien. Si les symptômes s'irradiaient au delà, c'est bien évidemment lui qui avait été primitivement en cause, et il était indiqué de s'adresser chirurgicalement d'abord à lui.

Voici, tel qu'il est décrit par Ruggi (1), le manuel opératoire de l'excision partielle du sympathique abdominal.

(1) *Policlinico*, 15 mai 1899.

*Manuel opératoire de la sympathectomie abdomi-
nale partielle. (Résection du plexus utéro-ovarien).* —
La malade est dans la position de Trendelenburg, on pratique une laparotomie ombilico-pubienne, remontant même
plus haut que l'ombilic, si le sujet est exceptionnellement
gras. Les intestins refoulés contre le diaphragme sont
maintenus soigneusement au moyen de compresses de
gaze par deux mains appartenant à deux aides. Ceux-ci
tiennent de l'autre des écarteurs mousses ouvrant largement l'abdomen. On voit alors facilement la paroi postérieure de celui-ci, où l'opérateur aura à travailler. Placé
à gauche de la malade, c'est en général par ce côté qu'il
commencera la recherche du faisceau nerveux sympathique. Celui-ci provient, comme on sait, en partie du
plexus aortique, en partie du plexus rénal, et s'unit à
l'artère utéro-ovarienne et aux veines pampiniformes,
pour aller, au-dessous du détroit supérieur, se distribuer
à la trompe, à l'ovaire et au fond de l'utérus. Situé en
arrière du péritoine, sur la paroi postérieure de l'abdomen
et de chaque côté de la colonne, il a un parcours oblique
de haut en bas, de dedans en dehors et d'arrière en avant.

Pour le découvrir, on incise le péritoine au-devant de
l'artère et du plexus pampiniforme. Le péritoine se décolle
avec facilité, séparé qu'il est des organes sous-jacents, par
une couche de tissu conjonctif lâche plus ou moins chargé
de graisse. Le faisceau vasculo-nerveux bien isolé, on
peut aisément le soulever en masse et passer derrière lui
une compresse de gaze qui en rendra la dissection plus
facile. On isole avec soin l'artère, on la lie en haut et on
la coupe; puis le reste du faisceau, comprenant les veines,
les nerfs et le bout inférieur de cette même artère, est lié

en masse un peu plus bas, et réséqué sur une certaine longueur.

Ayant ainsi interrompu en bas l'afflux sanguin venant de l'utérine et des veines qui remontent du bassin, en haut celui venant de l'utéro-ovarienne, on est sûr d'éviter l'hémorragie consécutive. En même temps, tous les nerfs qui accompagnent les vaisseaux ont été réséqués, et cela sans que leur bout central soit pris dans une ligature.

Il n'y a donc pas à craindre de ce chef une irritation quelconque sur les moignons des nombreux filets nerveux qui constituent le plexus utéro-ovarien.

Ceci fait, on recoud avec quelques points de catgut fin la plaie péritonéale postérieure puis on referme le ventre avec tous les soins habituels.

OBSERVATION XIII (Ruggi)

Blanche M..., vingt-huit ans, née à Sassuolo, habitant Modène. Depuis huit ans la malade souffrait de douleurs très intenses dans le côté gauche, associées à des sensations subjectives de chaleur et de tremblement du même côté.

Au bout de peu de temps cette douleur s'était étendue aux membres supérieur et inférieur correspondants, avec une telle intensité qu'elle empêchait la malade de marcher.

Celle-ci étant entrée en décembre dernier à la clinique chirurgicale de Modène, on lui trouva une salpingo-ovarite à gauche et de l'ovarite à droite. Le 6 décembre on pratiqua une salpingo-ovariectomie à gauche, et à droite la résection d'une partie de l'ovaire.

La malade guérit rapidement de l'opération, mais non des douleurs qu'elle présentait, en sorte que deux mois plus tard elle rentra à la clinique, souffrant comme auparavant dans le flanc gauche avec irradiations dans le membre supérieur et dans la moitié correspondante du thorax. A droite, où était restée une partie de l'ovaire, la malade n'accusait qu'un peu de gêne.

A l'examen, on ne trouva rien à gauche qui puisse expliquer ces souffrances ; à droite l'ovaire qui avait subi une résection partielle était de nouveau hypertrophié.

Le 23 février 1899, Ruggi ouvrit le ventre, et comme on ne trouvait rien à gauche pouvant expliquer la douleur, pratiqua la sympathectomie. A droite, ablation de la trompe et de l'ovaire. Les suites opératoires furent excellentes ; la femme quitta la clinique le 19 mars, complètement guérie des souffrances qui la tourmentaient depuis si longtemps.

Il est à remarquer dans cette obs...vation que malgré l'abla-tion complète à gauche de l'ovaire c...'e la trompe, les condi-tions anatomiques qui devaient créer ... timulus pathologique pour le plexus sympathique, n'avaient ... été modifiées ; mais la sympathectomie consécutive interrompit les connexions centrales de celui-ci.

OBSERVATION XIV (Ruggi)

Blanda M..., vingt-cinq ans, née à Quartirolo, demeurant à Carpi, souffrait depuis trois ans de douleurs qui apparaissaient par intervalles dans la région ovarienne gauche, avec irradia-tions à l'épigastre et à la région lombaire. Ces douleurs s'accen-tuèrent peu à peu au point d'empêcher la malade de se livrer à tout travail.

Réglée à quinze ans, elle s'était mariée à dix-sept et avait eu trois enfants en quatre ans. En mai 1897, comme elle souffrait beaucoup, elle consulta un spécialiste qui lui fit un curetage utérin et l'amputation du col. N'ayant retiré de ce traitement aucune amélioration, elle entra dans la clinique en novembre de la même année où on lui trouva une rétroflexion et une ovarite double.

Ruggi pratiqua, par la voie abdominale, une résection des ovaires de chaque côté et le redressement de l'utérus par son procédé. Cette opération n'améliora pas l'état de la malade qui se représenta à la clinique au commencement de juin, époque à laquelle on lui fit une hystérectomie vaginale et une ablation bila'érale des annexes, tous ces organes étant hypertrophiés et tres douloureux. Elle rentra dans son pays pour quelque temps, puis revint encore à l'hôpital, parce que ses douleurs, principalement à gauche, n'avaient pas disparu. A l'examen objectif, on note que la douleur dans la région ovarienne, à l'épigastre et à la région colique est exaspérée par la pression ; irradiations aux lombes et par moments à toute la paroi abdominale, mais on ne trouve aucune lésion anatomique. L'examen gynécologique est complètement négatif. Bon état général.

Le 6 mars 1899, sympathectomie abdominale; suites opératoires excellentes. *La disparition des douleurs est instantanée.*

La malade quitte le service le 25 mars. Une lettre récente apprend que les douleurs qui duraient depuis trois ans ne sont pas revenues, et que la satisfaction de la malade est complète.

Ce cas rappelle en tous points le précédent. Le suivant, comme on le verra, en diffère notablement.

OBSERVATION XV (Ruggi)

Hélène Z..., quarante et un ans, veuve, domestique, née à Albareto, domiciliée à Modène. Chez cette malade, les douleurs datent de six ans. Elles commencent à l'hypogastre et à la région ovarienne gauche, avec exacerbation par accès et sont accompagnées de leucorrhée, de sensation de pesanteur dans le bassin, de règles douloureuses, mais peu abondantes. Reçue pour ces symptômes à la clinique obstétricale de Modène, en 1896, la malade est traitée par les lavages intra-utérins et par l'application d'un pessaire qui est difficilement supporté.

Elle quitta la clinique après deux mois, légèrement améliorée. Très vite les souffrances reparurent et après beaucoup de traitements inefficaces, la malade rentra dans le service chirurgical en février 1898. On lui trouva alors une métrite chronique douloureuse, associée à une rétroflexion et à de la salpingo-ovarite gauche. On lui fit par la voie vaginale une hystérectomie et une salpingo-ovariectomie à gauche. A droite, on laissa l'ovaire et la trompe, tous deux paraissant sains.

La malade guérit rapidement de l'opération et pendant deux mois environ se porta très bien, mais peu à peu les souffrances reparurent, caractérisées d'abord par de la douleur dans la région ovarienne gauche, s'irradiant parfois à tout l'abdomen et au membre inférieur, au point d'empêcher à la malade de marcher.

Un an après l'opération, soit le 18 février 1899, la malade revint à la clinique ; ses souffrances la rendant incapable de gagner sa vie.

L'examen objectif, pratiqué avec le plus grand soin, ne fit rien trouver à gauche qui puisse expliquer la douleur. A droite, on trouve, en enfonçant la main dans la fosse iliaque, une petite tumeur du volume d'une grosse noix, de surface régulière, dure et très douloureuse à la pression.

A l'examen bimanuel, on sent cette tumeur légèrement mobile et ayant tous les caractères de l'ovaire autrefois laissé et atteint depuis de dégénérescence kystique.

Le 20 mars, la malade fut opérée : Sympathectomie bilatérale et salpingo-ovariectomie droite.

Dans ce cas également les suites post-opératoires furent parfaites, et la disparition des douleurs se produisit instantanément. La malade, qui ne pouvait rester couchée sans souffrir dans les reins, les flancs et les cuisses, put ensuite reposer enfin calmé et tranquille.

Elle quitta la clinique le 10 avril.

Tels sont les cas dans lesquels Ruggi a obtenu des résultats excellents de la sympathectomie abdominale, pratiquée suivant son procédé, tel que nous l'avons décrit plus haut. Il ajoute qu'à son avis, la nouvelle opération peut être appelée à rendre de grands services, dans un certain nombre de maladies des organes génitaux de la femme. Elle peut être indiquée dans les cas d'hyperesthésie ou d'éréthisme exagéré de ces organes, ainsi que dans certains cas où la circulation veineuse paraît altérée dans le domaine du plexus pampiniforme, amenant alors chez la femme des désordres comparables à ceux qui, chez l'homme, suivent le varicocèle.

Ce procédé a encore l'avantage de permettre souvent la conservation des ovaires et des trompes, qu'en désespoir de cause les chirurgiens sont souvent tentés d'enlever en pareil cas, sollicités qu'ils sont par les malades réclamant à grands cris une intervention. Heureux encore si cette opération n'est pas, comme dans les cas précités, suivie d'un résultat à peu près négatif.

Tous ces faits sont fort intéressants au point de vue chirurgical. Physiologiquement parlant, on ne peut les considérer comme très démonstratifs, concernant le rôle direct et unique du système sympathique. Les malad de Ruggi étaient, toutes les trois, des malades aux organes génitaux infectés depuis longtemps et profondément. Toutes les trois en fin de compte ont été amputées de leurs annexes, et deux ont subi une hystérectomie vaginale.

Ajoutons enfin que le procédé opératoire de l'auteur, pour bon qu'il soit, puisqu'il a guéri, n'est quand même pas une sympathectomie pure, puisqu'on lie l'artère utéro-ovarienne et qu'on résèque une partie des veines qui l'accompagnent. C'est ce que l'auteur lui-même a fort bien compris, en annonçant à la Société médicale de Bologne (14 avril 1899), qu'il comptait instituer des expériences, dans le but de déterminer l'influence trophique des nerfs en question, et de voir, en associant ou non la section de ces nerfs à celle des vaisseaux, quelles sont les modifications alors apportées à l'utérus et à ses annexes.

Enfin, pour terminer, l'auteur apporte une observation succincte, mais beaucoup plus démonstrative à notre sens que les trois premières.

OBSERVATION XVI (Ruggi)

Il s'agit d'une femme d'une cinquantaine d'années souffrant depuis longtemps de troubles graves de l'estomac, consécutifs aux modifications anatomiques amenées par une inflammation antérieure périhépatique et péripylorique. Chez elle, cet état se compliquait de désordres nerveux très spéciaux, dont on put rattacher la cause à une hyperesthésie utérine telle, qu'au plus léger contact de la partie intra-vaginale du col, cette femme tombait comme en syncope, tant cette manœuvre occasionnait de douleur.

Amené par la suite à pratiquer la laparotomie, pour libérer les adhérences péripyloriques qui fixaient l'estomac à la face inférieure et au bord libre du foie, Ruggi prolongea son incision en bas et compléta l'opération par la sympathectomie abdominale, suivant le procédé décrit ci-dessus.

L'état de la malade s'améliora subitement et vingt-quatre heures après l'opération, l'exploration du col ne montrait plus aucun symptôme anormal, au grand étonnement de la femme émerveillée de ce brusque changement.

CHAPITRE V

INTERVENTION DANS LES NÉVRALGIES ET TROUBLES MORBIDES
DÉPENDANT DU SYSTÈME SYMPATHIQUE ABDOMINAL

1. — *Névralgies viscérales.* — L'existence même
des névralgies viscérales est un fait actuellement hors
de doute. Nous ne voulons pas reproduire ici tous les
arguments qui la prouvent, on n'aura, pour les trouver,
qu'à se reporter aux ouvrages de Jolly, de Romberg,
de Sandras, d'Axenfeld et d'autres, sans oublier la
thèse d'agrégation de Laboulbène, où le sujet est longuement exposé. Ne voulant pas non plus faire ici une
étude symptomatique, nous ne dirons pas en détail les
désordres variés décrits sous le nom générique de viscéralgies. La tâche serait d'ailleurs trop longue, attendu
que l'affection peut siéger, soit sur le tube digestif lui-
même (estomac, intestin), soit sur une de ses glandes
annexes (foie, pancréas, rate), soit enfin sur les reins ou
les capsules surrénales. Ajoutons aussi que ces différentes
algies sont quelquefois isolées, mais le plus souvent unies
de la façon la plus capricieuse, et l'on aura une idée du
nombre de cas particuliers qui peuvent se présenter.

La douleur de ces névralgies est elle-même très variable comme intensité, comme siège et comme irradiations.

Un point spécial à remarquer, c'est le caractère même de cette douleur, caractère difficile à définir, mais dont les expressions : douleur vague, profonde, syncopale, donnent une idée suffisamment juste. C'est une souffrance que les malades comparent fréquemment à la douleur bien connue de la colique intestinale.

Quelle est maintenant la cause de l'affection ? Il y a déjà longtemps que les auteurs ont soupçonné un trouble quelconque, organique ou dynamique, du système ganglionnaire abdominal. Authenrieth et Romberg ont admis une hyperesthésie du plexus solaire (névralgie cœliaque), avec douleurs à l'épigastre, comme dans la gastralgie, et irradiations variées.

Dans la thèse d'agrégation de Laboulbène, le sympathique est également mis en cause. D'ailleurs Bichat n'hésitait pas à rapporter au système nerveux ganglionnaire les différentes *passiones* des anciens auteurs. Aussi, malgré le doute émis par Rosenthal, la presque totalité des auteurs admet ceci, c'est que si la pathogénie intime des névralgies viscérales est obscure, du moins peut-on assurer que le système sympathique et les fibres des *rami communicantes* sont en jeu.

On peut rappeler aussi que dans les cas de saturnisme accompagnés de coliques de plomb et de douleurs abdominales, Tanquerel des Planches avait déjà incriminé le sympathique. Une fois, l'autopsie lui montra les ganglions abdominaux de ce système augmentés notablement de volume et colorés en gris. Dans d'autres cas, Segond,

Kussmaûl et Maier ont vu les ganglions cœliaques et quelques filets sympathiques hypertrophiés et indurés.

Or, puisque dans ces cas l'altération, sous l'influence, il est vrai, de l'intoxication saturnine, était nette, ne peut-on admettre que dans les douleurs analogues, c'est une cause analogue qu'il faut invoquer, c'est-à-dire une modification peut-être impossible à prouver histologiquement, mais réelle, du même appareil ?

Une autre preuve directe résulte des faits rapportés récemment par Roux (1). Dans l'ataxie, il y a des lésions dans les nerfs splanchniques et dans les *rami communicantes*, portant surtout histologiquement sur les petites fibres blanches. Il est indiqué, croyons-nous, de rapprocher ces lésions des crises douloureuses observées chez les tabétiques, et de voir même entre ces deux termes une relation de cause à effet. (Aussi y aurait-il probablement avantage à essayer de traiter les crises viscérales tabétiques par la modification du plexus solaire.)

Ainsi donc, nous admettrons pour expliquer les viscéralgies abdominales une influence s'exerçant sur le système sympathique; si maintenant, en dehors du saturnisme ou de l'ataxie, nous cherchons la cause ignorée de la modification altérante se traduisant cliniquement par le symptôme névralgie, il faut avouer que, le plus souvent, elle nous échappe à peu près totalement. Et n'est-ce pas là, comme ailleurs, un peu la règle, lorsqu'il s'agit des névralgies vraies ?

(1) Thèse Paris, mai 1900, *Lésions du grand sympathique dans le tabès*, etc.

A ce propos, il y a un écueil à éviter : on ne doit pas rejeter le terme névralgie d'une façon absolue dès qu'on trouve des lésions matérielles minimes. Les douleurs des saturnins et des ataxiques rentrent, par certains côtés, dans le domaine de la névralgie. De même, dans d'autres cas il existe des lésions, c'est vrai, mais ces lésions sont manifestement hors de proportion, soit comme importance, soit comme durée, avec les symptômes douloureux observés. Faut-il alors placer les malades hors du cadre des névralgiques ? Non, évidemment, et l'on doit se garder de la tendance naturelle à n'appeler névralgie vraie que les cas où il est impossible de trouver quoi que ce soit, comme altération organique primitive.

Troubles moteurs, sécrétoires et vaso-moteurs. — Il ne faudrait pas croire que l'élément douleur soit toujours un symptôme unique dans les algies abdominales d'origine sympathique. On constate souvent des désordres surajoutés, qui parfois même prennent une grande importance comparative, et viennent se placer au premier plan du tableau pathologique. Le sympathique peut ne pas être touché dans ses fonctions sensitives seules, et ce seront alors des désordres sécrétoires, moteurs ou circulatoires qu'on pourra avoir à traiter.

Dans certains cas ce sont surtout des troubles dans l'innervation des tuniques musculaires de l'intestin et dans la circulation abdominale tout entière qui dominent la scène clinique. L'impression que l'on a alors c'est de se trouver en présence d'une maladie figurant assez bien, suivant l'expression de M. Jaboulay, le pendant abdominal du goître exophtalmique. Les phénomènes de vaso-dila-

tation congestive sont des plus fréquents et se révèlent par
des battements au creux épigastrique. Des phénomènes
d'inhibition motrice amènent la parésie et le gonflement
des anses abdominales, d'où météorisme, constipation ou
même péritonisme ou pseudo-étranglement. En parenthèse,
on voit le rôle énorme joué par le sympathique dans l'hystérie abdominale.

Ce rôle est tellement considérable qu'on a pu se
demander, dans les cas fréquents où les troubles névropathiques se limitent à la cavité abdominale, si l'hystérie
n'était pas là due à une affection primitive, protopathique de ce système. Il importe peu d'ailleurs, étant
donné qu'on est toujours obligé, même dans le cas où l'on
admet une pathogénie cérébrale, de voir dans le sympathique la voie par où sont transmises les incitations
morbides.

D'autres fois, ce sont des phénomènes d'ordre sécrétoire
qui sont en jeu. On peut voir alors chez le malade
l'élimination du sucre dans les urines, peut-être par
trouble dans les fonctions pancréatiques, peut-être simplement par une paralysie du sympathique amenant la
congestion du foie, comme dans les sections d'une des
voies conductrices de l'innervation vaso-motrice de cet
organe.

Toujours est-il que la pathogénie sympathique de
certains diabètes est aujourd'hui certaine. D'ailleurs, en
pathologie expérimentale, on obtient la production de la
glycosurie par la destruction partielle du ganglion
cœliaque (Klebs), par la section des splanchniques
(Hensen, Arthaud et Butte). La section expérimentale du
plexus solaire, pratiquée par Samuel et Andrian amène

J. Termier.

des troubles trophiques de l'estomac et de la partie supérieure de l'intestin grêle (hyperémie, diarrhée sanguinolente, ulcérations). L'extirpation du plexus cœliaque est suivie de glycosurie et d'acétonurie tantôt passagères, tantôt se prolongeant jusqu'à la mort de l'animal qui se produit quinze à vingt jours après.

A rapprocher de ces faits l'observation rapportée par Münk (1), dans laquelle Klebs trouva à l'autopsie une atrophie du ganglion solaire. Dans un cas analogue, Lubimoff trouva une sclérose des cellules du ganglion cœliaque ; depuis, les constatations de ce genre se sont multipliées (Hale White, Saundby, etc.).

Si, comme on le voit, le diabète dans certains cas s'est montré accompagné de lésions histologiques bien nettes dans le système ganglionnaire abdominal, n'est-il pas logique encore d'en déduire que, chez nombre de sujets, la simple modification dynamique de ce système suffira à amener la glycosurie? Il est probable que là, comme dans la sciatique, il y a une maladie névritique et une simple névrose sans signes macroscopiques ou microscopiques appréciables, et c'est peut-être le cas du diabète nerveux des jeunes sujets.

Dans d'autres circonstances, l'influence d'un sympathique abdominal morbide se traduira par une hyperactivité fonctionnelle de la glande rénale, et l'on aura alors une polyurie intense d'origine nerveuse.

Enfin, il est encore une affection dans laquelle on pourrait essayer d'intervenir sur le système ganglionnaire abdominal. Nous voulons parler de la forme pigmentaire

(1) Congrès des naturalistes allemands, Insprück. 1869.

de la maladie d'Addison. Bien que tout ne soit pas dit sur cette singulière affection, un certain nombre de pathologistes depuis Addison, Barlow, Schmidt, Mattei, Martineau, Jaccoud et d'autres ont admis l'idée que la cause de la maladie résidait dans le système sympathique. Sans vouloir reproduire ici des arguments que tout le monde connaît, rappelons seulement qu'un certain nombre de faits plaident dans ce sens : lésions isolées du sympathique dans des cas bien nets de maladie d'Addison ; altération des capsules surrénales sans le syndrôme addisonien ; apparition des symptômes coïncidant avec l'extension d'une lésion à la périphérie des capsules ; nature et caractères de ces symptômes eux-mêmes, etc., etc. Nous ne voulons pas prendre ici parti aveuglément contre la théorie de l'insuffisance capsulaire, mais on nous accordera bien que, dans une maladie à évolution fatale comme celle en cause, il pourrait être non seulement intéressant, mais justifié, de chercher si, dans certains cas, la modification chirurgicale du sympathique ne donnerait pas de résultats encourageants.

On le voit donc : « l'importance de cette portion du sympathique abdominal formée des ganglions semi-lunaires, émettant le plexus solaire et recevant les splanchniques, est considérable ; elle est bien mise en évidence par le nom de cerveau abdominal, de centre nerveux de la vie nutritive, qu'on lui donnait autrefois.

« Il s'agit d'influencer le plexus solaire, au voisinage du tronc cœliaque et de l'aorte abdominale par des moyens qui ne le suppriment pas d'une façon définitive, mais seulement modifient son excitabilité. Nous l'avons dit déjà, ce système nerveux est impressionnable par les moyens d'action les plus simples. Ainsi l'élongation du sympathique cervical produit, dans la maladie de Basedow, la rentrée de l'œil et en même temps la vaso-dilatation.

« C'est ce moyen, ou un moyen analogue, qu'on peut employer pour le sympathique abdominal dans les circonstances qui viennent d'être signalées.

« Mais le fait capital c'est, non pas de savoir que cette opération puisse actionner tous les viscères abdominaux, mais bien de connaître dans quelles circonstances exactes elle doit être appliquée. C'est aux médecins qu'il appartient de décider quels malades, auprès desquels leurs ressources auraient été inefficaces ou insuffisantes, doivent être opérés, et de reconnaître quelles excitations du plexus solaire sont réflexes ou névritiques, névralgiques ou névrosiques (Bard). Ainsi relèveraient de cette intervention certaines formes, sans asthénie trop grande, de la maladie bronzée, et parmi les diabètes, le diabète nerveux des jeunes sujets (1). »

Cette intervention n'a, jusqu'à présent, été pratiquée que deux fois, dans les circonstances qu'on verra aux observations suivantes, et les deux fois, pour des phénomènes douloureux très graves s'accompagnant de battements épigastriques et de parésie intestinale. Chez la première de ces malades les douleurs étaient tellement vives, qu'elles lui arrachaient des cris continuels et que la vie lui était, disait-elle, absolument insupportable. Chez l'autre les douleurs, très vives aussi, lui rendaient toute occupation impossible, l'immobilisaient au lit, et avaient fini par réagir gravement sur l'état général, attendu

(1) JABOULAY. — *Lyon Médical*, 1899, vol. I, p. 432.

qu'elles duraient depuis dix ans. Enfin, chez toutes deux, l'affection, très rebelle, avait résisté à toute médication mise en œuvre et relevait bien, en dernier ressort, de l'intervention chirurgicale.

Voici comment celle-ci doit être pratiquée :

Manuel opératoire de l'intervention destinée à modifier le plexus solaire. — « Le pylore étant attiré en bas après laparotomie médiane, l'index gauche va à la recherche de l'aorte abdominale. Le tronc cœliaque, les rénales sont facilement perçus, grâce à leurs battements ; on dénude à la sonde cannelée le tronc cœliaque et la face antérieure de l'aorte abdominale, au voisinage du trépied et en descendant du côté de la mésentérique supérieure, comme si on allait faire une ligature. Cette manœuvre de dénudation est suffisante pour impressionner les branches du plexus solaire, qui s'entre-croisent sur la face antérieure de cette portion de l'aorte après s'être échappées du ganglion semi-lunaire, et qui vont présider au fonctionnement de l'estomac et de l'intestin, du foie, du pancréas, des reins, d. la rate, des capsules surrénales (1). »

Voici en détail les observations des deux malades chez lesquelles cette opération fut pratiquée, et suivie chaque fois d'un bon résultat :

OBSERVATION XVII

Marie D..., vingt-cinq ans, entrée à l'Hôtel-Dieu le 2 décembre 1898.

Père bien portant, mère morte d'une affection abdominale : onze frères ou sœurs.

(1) JABOULAY. — *Loc. cit.*

Fièvre typhoïde à l'âge de quatorze ans. Toute petite la malade était déjà très nerveuse et très impressionnable. Réglée à seize ans ; menstruation très irrégulière et toujours douloureuse, s'accompagnant de points douloureux variés et toujours de souffrances lombaires.

' Rougeole il y a trois ans ; dans sa convalescence le médecin du service hospitalier où elle était la traita aussi pour de l'hystérie, mais avec peu de résultat.

La malade a eu trois enfants dont l'un mort de convulsions (?), deux fausses couches de cinq à six mois. A l'un de ces accouchements, la malade fut infectée et présenta dans la suite des poussés de salpingite et de pelvipéritonite, pour lesquelles on fit à la Charité deux ponctions ; toutes deux donnèrent issue à du pus. En septembre 1898 la malade recommença à souffrir beaucoup dans le bas-ventre, en même temps que se déclara une hémorragie assez inquiétante pour nécessiter le tamponnement. L'abdomen étant très douloureux, la malade entra alors à l'hôpital. On lui fit une dilatation du col sous anesthésie, mais l'utérus étant très mou, une bougie pénétra sans aucun effort jusque dans le péritoine. On borna alors l'intervention à une hystérotomie postérieure permettant de drainer le cul-de-sac de Douglas avec une mèche iodoformée.

L'hémorragie cessa, pour reparaître les jours suivants, mais moins abondante.

En octobre les pertes sanguines diminuèrent et la malade rentra chez elle ; mais elle ne cessa jamais de souffrir dans tout l'abdomen.

Le 2 décembre, la douleur devint intolérable, Marie D... rentre à l'hôpital. $\theta = 38,8$, ventre douloureux partout, paroi sensible au moindre frôlement ; la glace ne calme pas les douleurs.

Le 3 décembre, ouverture du cul-de-sac postérieur ; on trouve à gauche un tout petit kyste séreux ; rien à droite.

Les jours suivants la malade fut un peu calmée mais les souffrances reparurent bientôt aussi intolérables. Zone d'hyperesthésie cutanée à gauche de l'ombilic, la pression ou le pincement à ce niveau sont très douloureux, mais n'amènent pas de crises. La malade présente d'ailleurs des signes d'hystérie manifeste ; outre le nervosisme extrême que nous avons signalé et sur lequel elle-même insiste, elle a pris plusieurs fois de grandes crises, dont l'une dans le service.

Ces crises sont annoncées par plusieurs jours d'énervement, puis au moment venu la malade sent une boule partir de l'hypocondre gauche pour monter à l'épigastre ; à ce moment sensation d'étouffement, et la crise éclate : la dernière a laissé à la malade de la paralysie des releveurs des paupières. Cette paralysie a duré trois jours, pendant lesquels la malade était obligée d'ouvrir ses yeux avec ses doigts.

Crampes fréquentes dans les bras. Clou hystérique dans la région bregmatique. Sensation de dyspnée ; dans les émotions vives, aphonie passagère.

Pas de zones d'anesthésie.

Ballonnement continuel du ventre, surtout après les repas, battements épigastriques, digestion laborieuse, pas de constipation. Douleurs très intenses au niveau des deux ovaires ainsi que dans tout l'abdomen, mais principalement à gauche. La moindre pression est insupportable à la malade ; celle-ci ne peut non plus ni se lever ni marcher, le moindre mouvement amenant un recrudescence de la souffrance. Depuis un mois environ elle est au lit et réclame à grands cris une intervention qui la délivre. Rien aux autres organes ; ni sucre ni albumine. En présence des douleurs continuelles de la malade qui lui rendent, dit-elle, la vie impossible, M. Jaboulay se décide à intervenir sur le sympathique abdominal, qui pour lui doit être souvent en cause dans l'hystérie, et dont le rôle, dans le cas particulier, est prouvé par le gonflement de l'intestin et les battements épigastriques.

Opération. — Le 28 janvier 1899, laparotomie sus-ombilicale médiane. Le pylore est attiré en bas. On sent aux battements l'aorte, le tronc cœliaque, les rénales. Massage avec deux doigts de la main droite dans la région des ganglions semi-lunaires. Dénudation de la face antérieure de l'aorte et du tronc cœliaque.

Suture à trois plans.

Les jours suivants, disparition du météorisme; les douleurs sont beaucoup moins vives; il y a eu de la dysurie les premiers jours après l'opération, ayant nécessité le cathétérisme.

Les urines n'ont jamais présenté ni sucre, ni albumine.

Sortie en avril 1899. La malade souffre bien moins dans la région hypogastrique et se trouve améliorée.

OBSERVATION XVIII

Délie B..., trente-cinq ans, entrée à l'hôpital le 14 avril 1899.

Père vivant, ayant un cancer de l'œsophage (?). Mère vivante en bonne santé. Un frère mort en bas âge. Un autre vivant et souffrant d'une douleur dans une jambe, survenue sans crise apparente et lui rendant la marche difficile. Comme particularité bizarre, il marche beaucoup plus facilement, paraît-il. lorsqu'il est lourdement chargé.

La malade dit avoir souffert dans sa jeunesse de douleurs dans les membres et surtout dans les genoux. Ces douleurs gênaient considérablement la marche. Pendant la nuit, elles étaient réveillées par des soubresauts et des mouvements involontaires. Premières règles à quatorze ans, très irrégulières la première année, puis se régularisant bien ensuite. Mariée, la malade eut d'abord une fausse couche de sept mois, puis une nouvelle grossesse arriva à terme; fille vivante, mais très nerveuse. Quelques jours après ses couches, à la suite d'un effort pour soulever un fardeau, début de l'affection actuelle par des douleurs assez violentes qui commencèrent dans le bas-ventre avec irradiations dans les reins.

Cette douleur ne s'est pas calmée les jours suivants, au contraire, et depuis cette époque, qui remonte à dix ans déjà. l'état a toujours été en s'aggravant. Divers traitements subis par la malade n'ont amené aucune amélioration.

Actuellement on constate les symptômes suivants : la malade

est assez amaigrie; le facies est anémique, les traits sont tirés et fatigués. Lorsqu'on l'interroge, elle attire de suite l'attention sur ses douleurs abdominales et lombaires. Celles-ci sont tellement vives qu'elle se laisse à peine examiner. Occupant actuellement tout l'abdomen, elles ont débuté dans la région hypogastrique. Elles sont exagérées par la moindre pression; la flexion du rachis est douloureuse.

Langue saburrale le matin; sensation de faim continuelle; digestion pénible et accompagnée de lourdeurs de tête et de somnolence. Constipation très marquée. La malade reste souvent huit à dix jours sans aller à la selle. Règles normales comme régularité, mais amenant une recrudescence des douleurs. Au toucher, utérus libre, normal : rien dans les culs-de-sac. De temps à autre, la malade a un peu de dysurie.

La palpation de l'abdomen est rendue difficile par l'état de défense de la malade. On constate d'abord de *violents battements épigastriques*. Le ventre est distendu et légèrement météorisé, sensibilité extrême au froid dans tous les membres.

Les autres organes ne présentent rien d'anormal. Ni sucre, ni albumine dans les urines.

État général peu satisfaisant. Sensation de faiblesse des jambes; la marche est difficile sans l'appui d'un bras étranger.

Le 18 avril, *opération*. — Laparotomie sus-ombilicale ; dénudation de l'aorte, massage des ganglions semi-lunaires.

Les suites de l'opération sont normales. Dès le lendemain amélioration très sensible: la malade se laisse facilement examiner et palper. Les jours suivants la constipation est beaucoup moins accentuée et les selles sont obtenues sans lavement. Le mieux, d'ailleurs, va en s'accentuant de jour en jour.

Le 20 mai, les douleurs abdominales et lombaires ont complètement disparu; parfois cependant quelques douleurs fugaces dans le bas-ventre. La palpation, presque impossible avant l'intervention, n'est à présent *aucunement douloureuse*. La sensibilité au froid dont se plaignait la malade a disparu presque complètement. Reste seulement une légère faiblesse dans les jambes et un peu de difficulté de la marche, facilement explicable d'ailleurs par le décubitus prolongé auquel la malade a été soumise.

Les digestions sont beaucoup plus faciles, et ne sont plus accompagnées de somnolence ni de douleurs de tête. Le ventre n'est ni ballonné ni tendu.

Règles venues régulièrement, non douloureuses. La malade urine facilement.

L'état général est meilleur, la force est revenue.

CHAPITRE VI

———

INTERVENTION DANS LES NÉVRALGIES ET SYNDROMES
DOULOUREUX OU VASO-MOTEURS DU MEMBRE SUPÉRIEUR

C'est là un sujet sur lequel les observations nous
manquent totalement. Mais d'après les résultats obtenus
au membre inférieur par le décollement du rectum,
M. Jaboulay pense que l'on pourrait utilement essayer de
modifier le sympathique cervical, dans les cas de névralgie
ou de mélalgie brachiales. Cette opération pourrait
même être étendue aux cas de névralgies rebelles des
moignons, et à ce sujet on peut citer un fait, où pour
remédier à des douleurs consécutives à une amputation
du poignet, l'excision des névromes cicatriciels, une
névrotomie, et finalement l'élongation du plexus brachial
restèrent sans résultats.

Quant à l'intervention elle-même, M. Jaboulay croit
que l'on pourrait choisir entre les deux procédés suivants :

1° Dénuder la sous-clavière qui reçoit un faisceau des
fibres sympathiques, et perturber ainsi les plexus vasculaires du bras ;

2° Ou bien, ce qui serait peut-être mieux, décoller tout le paquet vasculo-nerveux carotidien, y compris le sympathique cervical dans sa partie inférieure ; de la sorte, on détruirait les *rami communicantes* qui vont aux branches antérieures des 5e, 6e, 7e et 8e paires cervicales et 1re dorsale. On réaliserait ainsi, pour le bras, une opération comparable en tous points au décollement du rectum appliqué aux mélalgies du membre inférieur.

CHAPITRE VII

RÉSECTION DU GANGLION CERVICAL SUPÉRIEUR

DANS LA NÉVRALGIE FACIALE

Après ce qui a été dit au sujet de la névralgie pelvienne
et surtout de la névralgie sciatique, il est inutile d'insister
beaucoup en ce qui concerne la prosopalgie ou névralgie
faciale. Là, plus encore peut-être, il était permis de
penser qu'une intervention perturbant le sympathique
cervical amènerait presque sûrement dans le tronc nerveux
une modification intense dont la thérapeutique pourrait
avoir à se louer. On verra plus loin par les observations
les résultats de cette attente.

C'est qu'en effet, de tous les nerfs provenant directement de l'axe cérébro-spinal, le trijumeau est un de ceux
qui présentent, mêlées à ses fibres propres, le plus grand
nombre de fibres appartenant au système sympathique.
Le pneumogastrique seul, croyons-nous, lui est supérieur
à cet égard. Que ces fibres ganglionnaires soient dévolues
au trijumeau en raison du rôle secrétoire et vaso-moteur
que ce nerf est appelé à jouer, le fait est bien probable ;

il est presque inutile de rappeler l'action du trijumeau dans les sécrétions réflexes des larmes ou de la salive.

Mais ce remarquable développement des fibres sympathiques est sans doute également en rapport avec les fonctions si délicates et si importantes du nerf en question : sensibilité de la face, du globe oculaire et des paupières, des fosses nasales et de la bouche.

Il est donc vraisemblable que ces raisons, et peut-être d'autres, rendent nécessaire dans un nerf à fonctions spéciales et diverses, une constitution à part ; et de fait, même par sa disposition anatomique et les ganglions sympathiques annexés à ses trois branches, le trijumeau présente déjà une physionomie particulière. Il a, en outre, avec le sympathique cervical, les nombreuses connexions suivantes :

1° Un filet qui au niveau du trou déchiré postérieur se rend dans son tronc. Ce filet n'est pas constant, mais on l'observe souvent ;

2° Le ganglion de Gasser reçoit constamment au moins deux ou trois rameaux venant, l'un du ganglion cervical supérieur, les autres du plexus caverneux ;

3° Un peu au-dessous du ganglion de Gasser, les branches du trijumeau reçoivent des filets émanés du plexus caverneux. Cette anastomose, peut-être douteuse pour les nerfs maxillaires supérieur et inférieur (Soulié), est certaine et constante pour l'ophtalmique. Elle est constituée par trois ou quatre rameaux provenant du plexus caverneux et se rendant directement à cette branche ;

4° Enfin, au niveau de ses branches terminales, le trijumeau est en connexion avec le sympathique par l'intermédiaire des ganglions ophtalmique, sphéno-

palatin et otique qui leur sont annexés, et qu'on **regarde**
actuellement comme faisant partie du sympathique.

Mais ce ne sont là que les fibres aboutissant au tronc
ou à la périphérie de la cinquième paire. Il en est
d'autres provenant directement de ses origines radiculaires, et constituant peut-être la majorité des fibres sympathiques qui lui sont destinées. Elles viennent vraisem-
blablement des groupes cellulaires représentant dans le
bulbe le tractus intermedio-lateralis. Duval et Laborde
ont constaté qu'en sectionnant la racine inférieure du
trijumeau dans le bulbe lui-même, sur des chiens et des
lapins, il s'ensuivait sur le côté correspondant de la face
des troubles sensitifs et trophiques, analogues à ceux qui
suivent la section du trijumeau pratiquée au-dessus du
ganglion de Gasser.

On peut supposer que ces nombreuses fibres végétatives
jouent un rôle dans la névralgie faciale. En tout cas,
un certain nombre de signes cliniques plaident en faveur
d'une participation sympathique, la congestion, l'œdème,
la pâleur des téguments, les battements vasculaires, les
troubles trophiques de la peau ou des poils, les hypersé-
crétions salivaires ou pituitaires, etc. Et n'est-il pas
remarquable que des neurologistes comme Du Bois-
Raymond, Eulenburg, Landois, ayant vu dans la
migraine une affection d'origine sympathique, personne
n'ait songé à le faire, fût-ce à un degré moindre, pour la
prosopalgie? On sait, en effet, que Benedikt, Frommhold,
Brenner, Rosenthal, Althaus, Hammond et d'autres ont
préconisé dans la migraine la galvanisation du sympathique cervical.

Pour en revenir à la névralgie faciale, on pouvait donc s'attendre, en considérant la richesse du trijumeau en fibres sympathiques, à y voir survenir un changement, après l'ablation du ganglion cervical supérieur. D'ailleurs la chaîne sympathique du cou et la cinquième paire sont étroitement unies dans certaines de leurs fonctions, la nutrition de l'œil par exemple. Magendie, Morat et Doyon (1) ont constaté chez les animaux des troubles trophiques secondaires (ulcération de la lèvre inférieure, lésions conjonctivales, ulcérations de la cornée, même cataracte et synéchies iriennes) après la section du sympathique cervical, comme on en obtient en sectionnant le trijumeau *en amont* du ganglion de Gasser. La résection de ce dernier amène toutefois des lésions plus constantes, et cela est facile à comprendre, car alors le trijumeau est privé d'un beaucoup plus grand nombre de fibres sympathiques ; en plus de celles qui existent déjà dans le tronc en amont de ce ganglion, on détruit toutes celles qui entrent dans le nerf au niveau de celui-ci.

Chez l'homme on a pu constater des lésions de même ordre, Gérard-Marchant et Abadie (2) virent chez un de leurs malades de petites hémorragies sous-conjonctivales. Dans un cas (obs. XX), deux mois environ après la résection du ganglion cervical supérieur, l'œil était rouge et présentait une congestion assez marquée.

Ainsi donc la résection du ganglion supérieur cervical agit bien évidemment sur les filets sympathiques qui suivent le trajet du trijumeau. Si maintenant nous voulons

(1) Morat et Doyon. — *C. R. Acad. Sc.*, t. CXXV, 2, p. 124.
(2) *Presse Médicale*, 1897.

chercher à élucider les voies de cette action, nous voyons qu'elles sont, par rapport au trijumeau, périphériques ou centrales.

1° D'abord les modifications amenées dans la chaîne du sympathique, après la section, influent sûrement sur les anastomoses que ce système envoie à la cinquième paire, dans le ganglion de Gasser, et dans le nerf lui-même au-dessus et au-dessous, c'est-à-dire l'anastomose directe envoyée par le ganglion cervical supérieur, et les filets empruntant la voie des plexus carotidien et caverneux. Nottebaum (1), dans des recherches inspirées par Muller, a vu, après section de la chaîne sympathique au-dessous du ganglion supérieur, les dégénérescences suivantes, en utilisant les colorations avec la solution de Van Gieson. Au-dessus de la section, on constate que toutes les fibres à myéline sont dégénérées et cela jusqu'au ganglion. De plus, la plupart des fibres sans myéline le sont également. Elles ne le sont pas toutes, parce qu'un certain nombre sont probablement descendantes, et proviennent d'une cellule située dans le ganglion même; ensuite, il y a presque sûrement un certain nombre de cellules dans la chaîne elle-même au-dessus de la section, et dont les efférents ascendants ne dégénèrent pas.

Au-dessous, il y a dans toutes les fibres une dégénérescence due au traumatisme sur une longueur d'un demi-centimètre environ ; plus, si au lieu de couper le sympathique on l'a lié. Ce fait avait déjà été signalé par Nissl et Langley. Plus bas la plupart des fibres sont

____

(1) Nottebaum. — *Sur la dégénérescence secondaire du sympathique cervical,* thèse Marbourg, 1897.

J. Ternier. 8

normales. Toutefois quelques fibres sans myéline sont
dégénérées jusqu'au ganglion cervical inférieur.

Ajoutons que dans les expériences de Nottebaum les
branches supérieures au ganglion ont toujours été trouvées
normales. Ceci n'a rien pour surprendre, si l'on considère
qu'elles doivent être pour la plupart en relation avec les
cellules ganglionnaires siégeant à ce niveau, et qu'elles
ont gardé leur centre trophique. Il est sûr que si l'auteur
avait pratiqué, non la section simple du sympathique au-
dessous du ganglion, mais la résection de celui-ci ou
même simplement une section au-dessus, il les aurait
trouvées dégénérées, puisqu'elles auraient été ainsi
séparées de leur corps cellulaire. C'est ce qui doit se passer
lorsqu'on résèque le ganglion supérieur, et l'on comprend
alors que les filets anastomotiques apportant au trijumeau
ses fibres végétatives, soient altérés dans leur structure
et leur fonctionnement.

2° Mais le trijumeau peut encore être atteint par une
autre voie. En effet la résection du ganglion cervical
supérieur amène, en outre des dégénérescences que
nous venons de signaler, de très profondes perturbations
dans la moelle et jusque dans le bulbe, au niveau même
d'une des origines de la cinquième paire. Ces atrophies
secondaires ont été récemment étudiées en Hollande par
Huet (1) dans une série d'expériences dont voici les conclusions : après avoir extirpé le ganglion cervical supérieur

(1) Huet. -- *De gevolgen des extirpatie van het ganglion supremum
colli nervi sympathici voor het centrale zenuwstelsel. Les conséquences
pour le système nerveux central de l'extirpation du ganglion supérieur
du sympathique cervical,* Amsterdam, 1898.

et traité les centres par les di ..ses méthodes de Marchi,
de Nissl, de Pal, l'auteur constate qu'une réaction médullaire très intense a suivi cette extirpation. Le fait avait
déjà été mis en lumière par Hoeben (1), dans ses recherches
par la méthode de Gudden, sur le centre cilio-spinal,
qu'après ablation du ganglion cervical supérieur et
énucléation de l'œil, il a pu localiser dans la colonne
médiale des cellules motrices de la corne antérieure,
surtout à la partie postérieure, du cinquième au septième
segment cervical chez le lapin.

Les recherches d'Huet ont confirmé ces expériences.
« Les cellules des groupes latéraux de la moelle deviennent
picknonmorphes, celles des groupes centraux entrent en
chromatolyse, quelques cellules du côté opposé se modifient également. Un grand nombre de cellules atteintes
disparaissent par la suite, et conséquemment on rencontre
des dégénérescences dans les racines médullaires ; la corne
antérieure s'amincit notablement. » Huet en conclut,
qu'après extirpation du ganglion cervical supérieur, un
centre sympathique spinal, situé entre les cinquième et
sixième racines cervicales, disparaît consécutivement.

Mais il y a plus ; on trouve également que la partie
caudale, latéro-ventrale du noyau du nerf vague est
atteinte, et de même une partie du noyau de l'hypoglosse.
En outre, dans le mésencéphale, la substance grise qui
entoure l'aqueduc de Sylvius s'est affaissée du côté correspondant à l'extirpation. « Cette atrophie se localise plus
spécialement au niveau du *diencéphalon*, dans le ganglion de l'habénula. Par suite le *fasciculus retroflexus*

(1) HOEBEN. — *Over een centrum oculo-spinale*, Utrecht, 1896.

dégénère partiellement, il y a donc là *un centre sympathique situé vers les racines de la cinquième paire qui disparaît après l'intervention.* »

Pas de dégénérescence analogue dans les noyaux moteurs oculaires. On peut se demander si tous les neurônes détruits sont sympathiques, ou bien si c'est une modification dans l'irrigation sanguine qui amène la chromatolyse (Marinesco, Juliusberger, Ballet et Dutil ont reconnu la possibilité du fait). Mais pour nous le résultat est le même, l'atrophie existe; qu'elle soit d'origine neuro-trophique ou circulatoire, peu importe; et elle s'étend, comme on a pu le voir, jusqu'au plancher du 4 ventricule, dans les groupes cellulaires qui prolongent probablement jusqu'à ce niveau le faisceau solitaire de Clarke et peuvent être considérés comme l'origine sympathique du trijumeau. Peut-être même y a-t-il encore des atrophies siégeant plus haut; Ferrarini a décrit chez le lapin des altérations (d'origine probablement circulatoire) dans les cellules de la corticalité cérébrale après la résection du ganglion cervical supérieur.

A ce propos, nous pouvons faire remarquer, entre parenthèses, que si l'on rapproche de ces conclusions celles d'Elinson, de Gaskell, l'ablation du ganglion cervical supérieur est une arme beaucoup plus puissante qu'on ne pouvait se l'imaginer tout d'abord (1). Dans des recherches pratiquées à Kasan, dans le laboratoire de Mislawski, Elinson a établi par la méthode de Marchi que des dégénérescences dans le nerf optique suivaient, non seulement

____

(1) JABOULAY. — *Lyon Médical*, 1899, vol. I, p. 279.

l'ablation du ganglion cervical supérieur, mais même la simple section du cordon sympathique (1). Gaskell a vu, dans le même cas, des dégénérescences dans le pneumo-gastrique s'étendre jusque dans les tuniques de l'œsophage et de l'estomac (2).

Étant données toutes ces conséquences, il est à souhaiter que la simple résection du ganglion supérieur cervical prenne définitivement le pas sur les autres interventions soi-disant plus radicales, telle que la résection totale de la chaî-ne avec ses trois ganglions qu'on a proposée récemment.

Dans le cas particulier de la névralgie faciale, il faut rejeter absolument cette dernière intervention, mais, même dans les autres affections, telles que le goître exophtalmique ou l'épilepsie, les résultats de la résection totale, si l'on se reporte aux observations, ne sont ni plus accentués, ni plus durables que ceux de la résection partielle. De plus, c'est une opération, non seulement beaucoup plus difficile (ce qui serait secondaire si les résultats devaient en être meilleurs), mais surtout beau-coup plus grave, opératoirement parlant.

En somme, dans un organe comme le sympathique, dont les tenants et aboutissants sont encore peu connus, dans un organe où on ne sait pas exactement tout ce qu'on fait, il importe de s'en tenir au minimum, de crainte d'avoir consécutivement des atrophies insoupçonnées auparavant, s'étendant plus loin qu'on ne s'y attendait, et pouvant amener des troubles fonctionnels graves dans des organes importants.

---

(1) Mislawsky et Elinson. — *Soc. de biologie*, 1896.
(2) Gaskell. — *The Journal of phys.*, 1886.

Pour en revenir à notre sujet, on voit donc, en résumé, qu'*a priori* on pouvait attendre de la résection du ganglion cervical supérieur une modification dans la névralgie faciale, et cela à cause :

1° Des nombreuses fibres sympathiques radiculaires du trijumeau lui venant de sa racine bulbo-protubérantielle, par prolongement du tractus intermedio-lateralis et de la colonne vésiculaire.

2° Des anastomoses qui lui arrivent du sympathique dans son tronc, dans le ganglion de Gasser, dans ses branches et dans les ganglions annexés à celles-ci ;

3° Des dégénérescences secondaires à l'extirpation du ganglion cervical supérieur, dégénérescences s'étendant jusqu'au plancher du quatrième ventricule au point où le trijumeau prend sa racine sympathique.

Un point qui reste à élucider est le suivant : la résection du sympathique cervical amène-t-elle dans le ganglion de Gasser, le tronc ou les branches du trijumeau, des atrophies consécutives ? Seules des expériences et des études ultérieures pourront répondre, mais dès à présent il est permis de supposer que la réponse sera affirmative.

Mais indépendamment de toutes les raisons que nous venons d'exposer, il en est d'autres d'un ordre différent, qui peuvent expliquer les résultats de l'extirpation du ganglion cervical supérieur, ce sont les modifications vaso-motrices qui la suivent. On pouvait supposer que le mode de fonctionnement du trijumeau en serait peut-être troublé dans un sens thérapeutique. On sait, en effet, l'importance du régime circulatoire sur l'apparition des crises névralgiques. Qu'on nous permette à ce sujet d'apporter ici l'observation d'un malade de notre connaissance, qui, sujet à de violentes crises de névralgie dentaire, peut faire passer instantanément la douleur en se mettant la tête dans une position déclive, par rapport au reste du corps. C'est bien là les modifications circulatoires qui interviennent. D'autres faits viennent encore à l'appui de cette hypothèse.

1° Les altérations vasculaires intra-nerveuses signalées dans un certain nombre de nécropsies de névralgies faciales.

W. Rose et Dana ont admis de l'endartérite oblitérante des artérioles du nerf, et une hypertrophie du tissu cellulaire interstitiel (1).

Fieber a rapporté un cas où la douleur cessait pendant les règles; peut-être la névralgie dépendait-elle chez cette malade de la congestion des centres nerveux.

Thoma (2) a trouvé des lésions artérielles caractérisées par des scléroses vasculaires (épaississement de la tunique interne). Ces lésions seraient pour lui secondaires, et auraient pour but de lutter contre la dilatation vaso-motrice. Enfin, Barton a signalé des anévrysmes dans les artérioles interstitielles d'un trijumeau atteint de névralgie.

2° Il y a des cas de névralgie faciale où la ligature de la carotide primitive a été suivie de bons résultats. W. Rose croit que cette opération peut donner des succès complets. Il n'en est pas toujours ainsi. Dans un cas de Gross, la ligature n'évita pas les résections nerveuses

(1) *Bulletin de la Société Médicale de Londres*, 1892.
(2) *Deutsch. Arch. f. klin. Med.*, 1888, Bd XLIII, p. 409.

qui arrivèrent à guérir temporairement le malade. Hutchinson relate un cas où cette opération fut suivie d'une accalmie absolue qui dura trois ans et demi, puis les douleurs reparurent, mais moins intenses. Dans un autre cas, le résultat fut nul. Park eut deux succès par la ligature. Enfin Wyeth, ayant réuni seize cas de ligature après insuccès des sections nerveuses, trouve huit guérisons, deux insuccès, et six soulagements temporaires.

On voit donc que si l'on veut expliquer les résultats réels constatés dans les observations qui suivent, on peut choisir entre deux hypothèses.

Ou bien il faut invoquer des dégénérescences secondaires à la résection du sympathique, soit celles que nous avons signalées plus haut, soit d'autres de même ordre, et faire intervenir son action trophique sur les racines du trijumeau, sur le tronc nerveux, sur le ganglion de Gasser (on sait qu'on a émis l'idée d'une *gassérite* pour expliquer la névralgie faciale) ou même sur les branches terminales.

Ou bien il faut penser que des modifications se sont produites dans le régime circulatoire, intra ou extra-cranien, qui ont amené la disparition de la douleur.

Pour nous, sans rejeter complètement cette dernière explication, nous croyons plutôt que c'est à la première hypothèse que l'on doit avoir recours. Voici pourquoi : ainsi qu'on pourra le voir, l'amélioration, après la résection du ganglion cervical supérieur, ne s'est jamais produite brusquement, mais au contraire d'une façon graduelle et progressive.

Généralement les crises s'atténuent le lendemain de l'opération, mais pour revenir ensuite pendant trois ou quatre jours aussi fortes qu'avant; puis peu à peu elles diminuent de fréquence et d'intensité. pour disparaître complètement vers le quinzième ou vingtième jour. (C'est d'ailleurs là un phénomène dont il importe de prévenir les malades avant l'opération, et auquel on doit bien s'attendre.) Or, il nous semble que le fait de cette diminution lente et progressive se concilie beaucoup plus avec la marche, essentiellement progressive aussi, d'un processus atrophique secondaire, qu'avec le changement immédiat amené par l'opération dans la circulation céphalique.

On est donc pleinement autorisé à pratiquer dans la névralgie faciale la *résection du ganglion cervical supérieur*. Les observations qui suivent sont d'ores et déjà assez concordantes et assez nombreuses pour montrer les résultats réels de la méthode et justifier, par suite, son emploi.

Nous ne décrirons pas ici le manuel opératoire de cette intervention. C'est là un sujet déjà passé dans le domaine classique, et dont l'exposition nous entraînerait trop loin (1). Il nous suffit d'avoir montré que la résection du ganglion cervical supérieur dans la névralgie faciale est une opération, non seulement logique, mais efficace, ainsi qu'on le verra par les observations suivantes.

Enfin, il ne faut pas oublier que l'on est en présence d'une affection douloureuse à l'excès, se terminant très souvent par le suicide et pour laquelle la chirurgie, après

(1) Consulter à ce sujet : JABOULAY. — *Lyon Médical*, 1899, I, p. 279, et la thèse d'Herbet sur le *Sympathique cervical*, Paris, 1900.

des opérations relativement simples comme la résection
des branches du trijumeau, trop souvent d'ailleurs suivies
de récidives, en est venue à proposer des interventions
comme la gasserectomie, dont la gravité est bien faite
pour donner à réfléchir à qui veut l'entreprendre.

OBSERVATION XIX

*Névralgie faciale remontant à trois ans. — Résection du
ganglion cervical supérieur. — Guérison complète datant
d'un an et demi.*

Claude B..., soixante ans, tonnelier, entré à l'Hôtel-Dieu le
20 février 1899.

Rien de spécial comme antécédents héréditaires. Personnellement, B... s'est toujours bien porté; il est peut-être un peu
rhumatisant, mais il n'a jamais eu ni syphilis ni impaludisme.
Très sobre, il n'a jamais eu non plus d'habitudes d'alcoolisme.

L'affection actuelle, et pour laquelle il entre, remonte à trois
ans. Elle débuta par un endolorissement de tout le côté gauche
de la face, accompagné de crises paroxystiques survenant de
temps en temps, mais toutefois assez éloignées les unes des
autres au début de la maladie. Peu à peu ces paroxysmes augmentèrent de fréquence et d'intensité, empêchant progressivement le malade de dormir d'abord, de manger ensuite.

Actuellement B... se plaint d'un endolorissement absolument
continuel de la moitié gauche de la face. En plus, les moindres
mouvements sont la cause de crises douloureuses atroces, si
bien que le malade ne peut ni se moucher, ni se toucher la face.
Il redoute même de parler, et pour répondre aux questions
qu'on lui pose, articule du gosier et de la langue, sans remuer
les lèvres. Depuis près de trois mois, il ne mange que peu d'aliments, presque liquides, et au prix de souffrances très vives.
Le contact d'un verre à boire sur la lèvre supérieure lui est

intolérable ; il en est de même de celui d'un aliment un peu
dur, tel que le pain, sur les dents supérieures gauches, aussi
ne mâche-t-il que très lentement et toujours à droite.

Au moment des paroxysmes, la douleur prend naissance vers
le grand angle de l'œil, puis s'irradie de là sous forme de
secousses douloureuses dans la tempe, sur la paupière inférieure,
la joue, la pommette et la lèvre supérieure, occupant en somme
la sphère des nerfs maxillaire supérieur et ophtalmique. Pendant les crises, larmoiement et rougeur très marquée de la
conjonctive ; sécrétion nasale augmentée. Rien du côté de la
salivation.

La recherche des points douloureux de Valleix ramène les
lancées. Points sus et sous-orbitaires. Point malaire.

Le malade n'a jamais eu d'herpès. Les cheveux sont tombés
et la barbe a blanchi un peu depuis trois ans, mais pas sensiblement plus à gauche qu'à droite.

Pas de sclérodermie.

Lorsqu'on regarde le malade de face, on voit qu'il a la bouche
et le nez déviés à droite. La narine gauche est un peu aplatie.
Les plis du côté gauche de la face sont moins accentués qu'à
droite, sans qu'il y ait d'ailleurs aucune paralysie dans la
sphère du facial gauche. Pas de troubles de l'ouïe, de l'odorat
ni du goût.

Comme traitement médical, le malade a à peu près tout
essayé. L'aconit, l'antipyrine, le bromure, la gelseminine sont
restés sans résultat, et c'est à cause de la désespérante ténacité
de son affection qu'il est venu à Lyon pour se faire opérer.

Opération. — Le 22 février, on pratique la résection typique
du ganglion cervical supérieur gauche ; le 24 les douleurs persistent, à paroxysmes moins rapprochés, mais aussi intenses.

Le 27 les douleurs sont moins vives, pupille gauche rétrécie,
mais pas de troubles de la vision. L'œil gauche larmoie moins
pendant les crises.

Le 9 mars, on présente le malade à la Société de chirurgie ;
à cette époque, les douleurs sont beaucoup moins vives, les

paroxysmes ne se produisent plus que sous l'influence d'une pression énergique au niveau du point sous-orbitaire. Spontanément, le malade n'a guère qu'une ou deux crises par jour, au lieu de six ou sept par heure comme avant l'intervention. Aucun trouble du côté du goût, de l'odorat ou de la vue.

Le 16 mars, l'amélioration continue. L'endolorissement a presque disparu et les crises ne viennent plus que tous les deux ou trois jours une fois. Le malade peut impunément boire, manger, se moucher, parler, se laver le visage, etc.

La pression vigoureuse au niveau du point sous-orbitaire, sur la pommette, sur la lèvre supérieure, est encore très légèrement douloureuse, mais n'amène aucune crise.

Le malade quitte l'hôpital.

Depuis cette époque, il a donné quatre fois de ses nouvelles. Il ne s'est produit qu'une ou deux crises les premiers jours après son arrivée chez lui. Dans une lettre (2 mai 1899), il déclare qu'il ne ressent plus rien, et se dit absolument guéri.

Le 5 avril 1900, interrogé sur son état, le malade déclare qu'aucune souffrance n'est revenue depuis plus d'un an. Son état est excellent.

OBSERVATION XX

Névralgie faciale gauche, datant de quatre ans et demi. — Élongation des nerfs sus et sous-orbitaires en 1896. — Récidive treize mois après. — Résection du ganglion cervical supérieur. — Guérison depuis deux mois.

Claude P..., cinquante-neuf ans, teinturier, entré à l'Hôtel-Dieu le 31 mars 1900.

Père et mère morts très âgés, ayant eu toute leur vie une bonne santé. Une sœur morte après une couche. Le malade fut marié trois fois et eut de chaque mariage un enfant bien portant actuellement. Sa femme est en bonne santé.

Il n'a jamais eu de maladie grave. On ne peut relever dans ses antécédents ni syphilis, ni alcoolisme, ni paludisme, ni douleurs rhumatismales.

L'affection actuelle débuta il y a quatre ans, après une exposition à un courant d'air froid, par une douleur extrêmement vive qui apparut comme « un éclair » dura quelques secondes, et disparut. La crise se produisit cinq à six fois seulement en deux jours, mais était fort redoutée du malade, à raison de l'atroce souffrance qu'elle amenait, bien que très courte. Le premier accès ne dura que quelques jours, puis le malade eut une période de repos, de durée à peu près égale.

Les crises reparaissent bientôt sans changer comme intensité, mais durant davantage, jusqu'à un quart d'heure et plus. Depuis le malade a eu une série d'alternatives d'accès et de périodes calmes, celles-ci toutefois diminuant toujours de durée.

Les différents calmants, antipyrine, quinine, etc., essayés par le malade n'eurent jamais qu'une efficacité de peu de durée.

Les accès sont souvent annoncés par une sensation générale de fatigue, de lassitude, puis la première crise éclate avec la brusquerie accoutumée. Elle débute par les dents supérieures du côté gauche, bien que celles-ci soient bonnes. Irradiations à la joue. Le malade n'a jamais souffert ni dans l'œil, ni dans la mâchoire inférieure. La mastication, la parole, l'action de boire sont possibles, mais amènent parfois la crise. Si celle-ci est commencée, les mêmes actes la font parfois disparaître. Ainsi ordinairement, tant que le malade mange, la crise est retardée, mais pour se produire tout de suite après la fin du repas. La chaleur du lit ramène souvent une crise, qui réveille alors subitement le malade.

Il n'y a jamais eu de changement de coloration de la peau. Pas d'œdème, ni d'hypersécrétion nasale, salivaire ou lacrymale. Les crises sont d'habitude de six à sept par jour et autant par nuit.

La crise passée, le malade ne souffre absolument plus ; pas de sensation d'endolorissement. Pas de douleur à la pression en aucun point, sauf un peu au point malaire. En septembre 1896 le malade entra à l'Hôtel-Dieu, où il subit *l'élongation du nerf sous-orbitaire. Les crises cessèrent subitement* et ne revinrent pas pendant treize mois. Durant ce laps de temps le malade ne ressentit aucune douleur. Il avait de l'anesthésie de la joue gauche, anesthésie qu'on peut encore constater, mais qui est incomplète.

Il y a un an et demi, la douleur reparut exactement comme la première fois, avec la même brusquerie, la même intensité et le même caractère fulgurant. Depuis cette époque, malgré quelques rares périodes calmes, les accès ont été très pénibles et semblent devenir de plus en plus longs. L'accès actuel, et qui motive l'entrée du malade, remonte à plus d'un mois.

Opération le 2 avril.

Résection classique du ganglion cervical supérieur gauche.

Les deux premiers jours après l'opération, le malade prit seulement quatre crises en tout, le quatrième jour une seulement, le cinquième également. Depuis ce moment, il n'en a plus présenté. Il se plaint seulement d'une douleur assez vive dans la nuque et la région occipitale, accident que M. Jaboulay a vu deux fois succéder à la sympathicotomie.

Le 20 avril, la douleur occipitale a beaucoup diminué. *Depuis quinze jours aucune crise n'a reparu.* La plaie opératoire s'est refermée par première intention. Le malade présente du côté gauche une diminution de la fente palpébrale et du myosis. Léger œdème de la moitié gauche de la face.

Le 21 avril, le malade ne ressentant plus rien quitte l'hôpital.

Dans une lettre du 17 juin, soit deux mois et demi après l'intervention, le malade déclare ne souffrir absolument pas.

La rétraction du globe oculaire persiste; l'œil est rouge et la conjonctive un peu congestionnée, mais cela ne gêne le malade en rien.

OBSERVATION XXI

*Névralgie faciale rebelle datant de trente ans. — Récidive
après section des nerfs sus-orbitaire et sous-orbitaire. —
Résection du ganglion cervical supérieur. — Amélioration.*

Jean P..., cordonnier, soixante-quatorze ans, entré à l'Hôtel-
Dieu le 13 novembre 1899.

Mère morte après dix opérations pour tumeur récidivante,
probablement sarcome. Père mort très âgé, sans affection
spéciale. Un frère mort d'affection inconnue.

Le sujet n'a pas souffert de maladies graves.

Il eut dans sa jeunesse un chancre mou, une blennorhagie,
mais rien n'autorise à croire qu'il ait eu la syphilis. Ni impaludisme, ni alcoolisme.

L'affection dont le malade souffre actuellement est très
ancienne, elle commença il y a trente ans, en 1870, à la suite
d'un « coup de froid », dit-il. A ce moment les douleurs
revêtaient le caractère fulgurant, apparaissant et disparaissant
en coup de fouet; après quelques jours, l'accès se calma et
pendant plusieurs mois le malade fut tranquille. Puis les crises
reparurent, surtout à l'occasion des changements de saison, et
devinrent de plus en plus fréquentes. L'intervalle même des
accès ne correspondait pas à un repos complet, attendu qu'il
persistait un endolorissement assez prononcé de tout le côté de
la face. Cet état alla toujours en empirant, le malade ne dormait
que lorsque les crises lui en laissaient le loisir, ne pouvait se
nourrir que de potages, et faisait même attention à chaque
respiration, pour que l'air froid ne lui amenât pas un redou-
blement de souffrances.

En 1880 et 1881 il fit deux séjours à l'Hôtel-Dieu dans le
service de Létiévant qui lui sectionna les nerfs sus et sous-
orbitaires. Après une accalmie momentanée, les souffrances

reparurent comme avant, faisant au malade un véritable sup-
plice de la vie, si bien qu'il songea plusieurs fois à se suici-
der.

A son entrée dans le service, le malade présente des crises
douloureuses très fréquentes, survenant tous les quarts d'heure
ou même à intervalles plus rapprochés ; elles lui arrachent des
gémissements et l'examen des points de Valleix est presque
impossible. Elles sont accompagnées de contraction des muscles
du côté atteint, réalisant ainsi le syndrome « tic douloureux ».
Dans leur intervalle, le malade ressent continuellement de
l'endolorissement et une sensation spéciale qu'il compare à une
multitude de piqûres d'aiguille. Les muscles présentent de
temps à autre de rapides contractions, qui sont souvent le
signal d'une nouvelle crise.

Opération le 16 novembre; ablation du ganglion cervical
supérieur du sympathique.

Les jours suivants diminution considérable des douleurs.

Le 14 février 1900, le malade part, n'ayant plus que quelques
crises par jour.

Le 20 juin 1900, le malade continue à souffrir un peu, il
prend encore huit à dix crises par jour, au maximum, mais si
l'on tient compte du fait qu'avant l'opération il en prenait de
soixante à quatre-vingt par vingt-quatre heures, on voit que
l'amélioration est très réelle.

OBSERVATION XXII

*Névralgie faciale ancienne ayant résisté à plusieurs inter-
ventions chirurgicales antérieures. — Résection du ganglion cervical supérieur. — Amélioration datant de huit
mois.*

Jean A..., quarante-trois ans, entré à l'Hôtel-Dieu en octobre
1899. Séjour antérieur en avril 1897, à ce moment l'observation
mentionne ce qui suit :

Rien de particulier comme antécédents héréditaires.

Antécédents personnels. — A l'âge de cinq ans, le malade reçut un coup de couteau dans l'œil gauche par maladresse d'une de ses sœurs occupée à jouer près de lui. La vue fut perdue de ce côté et par la suite, nous le verrons plus loin, la cécité menaça l'œil droit. A quatorze ans, rougeole longue mais sans complications.

Le malade est marié, sa femme est en bonne santé, sept enfants vigoureux.

Il souffrit beaucoup de ses dents, et faisant beaucoup d'imprudences contracta, dit-il, des refroidissements nombreux. Paludisme douteux, mais ni syphilis ni rhumatisme.

L'affection actuelle débuta progressivement il y a dix ans environ par une douleur d'abord vague dans le rebord alvéolaire lors de l'ingestion des aliments sucrés. Les points dentaires apparurent les premiers et le malade s'aperçut d'un point net qui lorsqu'il le comprimait avec la pointe de la langue arrêtait la douleur. Ce point blanc ressemblant à du tissu de cicatrice siège au rebord alvéolaire à l'endroit où la deuxième prémolaire gauche fut extraite. Les douleurs s'accrurent peu à peu, prirent le caractère de crises fréquentes et actuellement la névralgie a envahi les trois branches du trifacial gauche. Crises survenant sans causes appréciables et sous l'influence de la moindre excitation (mastication, paroles, frôlement de la peau, etc.). Il y a sept ans le malade fit enlever son moignon d'œil gauche pensant être ainsi soulagé, il n'en fut rien. La peau de la face en dehors des crises ne présente ni anesthésie ni hyperesthésie. Celle-ci est très nette sur les dents, la muqueuse gingivale, les bulbes pileux de la moustache gauche. Dans l'intervalle des crises, hyperesthésie aux points sus et sous-orbitaires. Pendant la crise le moindre frôlement à ce niveau amène une exacerbation intense.

La crise dure une minute au plus ; pendant, les muscles du côté gauche de la face sont constamment animés de mouvements convulsifs, il y a aussi de la congestion des téguments, du larmoiement mais pas de sécrétion salivaire exagérée. Le malade se plaint aussi de picotements très désagréables dans le nez.

On trouve les points de Valleix suivants : palpébral, sus et sous-orbitaires, nasal, malaire, dentaires supérieurs, mentonnier, et dans les grandes crises le point auriculo-temporal. La crise s'arrête lorsqu'au début le malade se met à marcher ou à parler très vite.

Pas de troubles trophiques.

Rien aux autres organes.

Le 3 avril 1897, élongation des nerfs sus-orbitaire, lacrymal et sous-orbitaire. Aucune amélioration. Dans le courant du même mois on pratiqua la résection du ganglion de Meckel par l'orbite en défonçant les parois supérieure et postérieure du sinus.

Pendant deux ou trois mois le malade ne souffrit presque pas, mais par la suite les crises revinrent comme auparavant.

Le 6 juin 1899, on incisa de nouveau jusqu'à l'os au niveau des trous sus et sous-orbitaires de façon à couper les filets nerveux qui auraient pu se régénérer. Pas de changement notable.

En octobre 1899 le malade revient encore à l'hôpital, souffrant comme auparavant, crises journalières au nombre de soixante et même plus, débutant toujours par la gencive supérieure gauche et apparaissant au moindre contact de celle-ci, si bien que le malade est toujours obligé de tenir entre ses dents de l'autre côté un morceau de bois tenant ses mâchoires écartées.

Le 26 octobre résection du ganglion cervical supérieur, du côté gauche. Suites opératoires très simples.

Le lendemain de l'opération dix crises environ, ce nombre diminue les jours suivants et lorsque le malade sortit il n'en avait que deux ou trois par jour.

Le malade est revu en mai 1900, soit six mois environ après l'intervention. Il ne prend presque plus de crises spontanées ; il persiste toutefois encore de l'hyperesthésie gingivale mais il faut un contact assez fort et prolongé pour amener les crises. Le malade ajoute également que celles-ci sont beaucoup moins fortes qu'auparavant. En somme au lieu de 60 ou 70 crises par jour, il en prend à peine maintenant 3 ou 4, bien moins intenses, seulement au moment de la mastication des aliments.

OBSERVATION XXIII

Névralgie faciale droite datant de deux ans. — Faradisation et résection du ganglion cervical supérieur droit. Guérison complète datant de dix mois.

Jean-Baptiste B..., soixante et onze ans, cultivateur, entre à l'Hôtel-Dieu le 9 août 1899.

Rien de spécial à noter dans les antécédents héréditaires. Bonne santé habituelle. Le malade est marié et père de deux enfants en bonne santé.

Il y a trois ans, il reçut un coup de pied de mulet, qui lui cassa trois dents à droite.

Sa maladie actuelle remonte à deux ans environ, soit un an après cet accident auquel le malade est tenté de l'attribuer. Il ressentit alors des douleurs très vives dans la mâchoire supérieure. Croyant que la cause en était dans ses dents, il en fit arracher successivement sept, mais sans aucun résultat.

Sa douleur revêt deux formes différentes. C'est d'abord une souffrance sourde, mais continuelle, siégeant dans toute la partie droite de la face. Cette souffrance est telle que le malade redoute d'ouvrir la bouche pour parler, manger ou boire. Il se nourrit exclusivement d'aliments liquides et d'ailleurs avec de grandes précautions. En plus de cette souffrance constante, le malade se plaint de douleurs paroxystiques extrêmement vives dans toute la région susdite.

Points malaire, sus et sous-orbitaires. La pression détermine des paroxysmes. Pas de troubles trophiques ni vaso-moteurs permanents.

Le 9 août, section du nerf sous-orbitaire, faradisation et résection du ganglion sympathique cervical supérieur droit. Pendant l'électrisation on constate les signes suivants :

1° Un peu d'exophtalmie avec dilatation de la pupille ;

2° Augmentation de la sécrétion sudorale dans la moitié droite de la face ;

3° Contraction des muscles du cou, de l'épaule et de la langue (l'électrisation porte cependant sur le ganglion cervical supérieur absolument isolé);

4° Action peu marquée sur le cœur. Les pulsations paraissent toutefois un peu amplifiées et un peu plus rapides.

Le 10 août, douleurs moins fortes et accès moins fréquents. La souffrance se localise au seul point sous-orbitaire et ne s'irradie pas comme auparavant. On remarque un certain rétrécissement de la fente palpébrale et du resserrement de la pupille.

Le 11 août, les douleurs sont un peu revenues.

Les jours suivants, les crises s'espacèrent de plus en plus pour disparaître enfin complètement.

Sortie le 18 août 1899.

Dans une lettre datée du 18 juin 1900, soit dix mois après l'intervention, le malade nous apprend qu'il *n'a pas repris de crises*. Il ressent seulement de temps à autre, dans la région qui était le siège des crises, une légère sensation de fourmillement, mais il ne souffre absolument plus.

OBSERVATION XXIV

Névralgie faciale datant de trois ans. — Élongation des branches périphériques du trijumeau sans résultat. — Résection du ganglion cervical supérieur. — Amélioration considérable.

Marie-Clémence G...., cinquante-sept ans, entrée à l'Hôtel-Dieu le 17 mars 1900.

Rien de spécial à noter dans les antécédents héréditaires. Personnellement la malade a toujours joui d'une bonne santé. Règles venus pour la première fois à quinze ans. Ménopause à quarante-cinq ans environ. Mariée à vingt-sept ans, la malade eut deux enfants qui moururent en bas âge, de convulsions.

dit-elle. On ne peut incriminer pour l'affection actuelle ni paludisme, ni syphilis, ni alcoolisme.

La première attaque remonte à trois ans. Après avoir été exposée à un courant d'air, la malade ressentit une vive douleur dans toute la moitié gauche de la figure. Cette crise, que la malade attribue à du rhumatisme, dura quinze jours et céda assez facilement à l'application d'un vésicatoire. Mais depuis, les douleurs revinrent de plus en plus fréquemment, principalement à la suite du froid (exposition à un courant d'air par exemple). La malade fit arracher successivement toutes les dents du côté gauche, croyant qu'elles étaient la cause de son affection, mais cela sans résultats. Les analgésiques divers, tels qu'antipyrine, morphine, etc., n'amenèrent jamais qu'une sédation très momentanée.

Les crises occupent toute la partie gauche de la figure, lèvre inférieure, joue, œil, tempe et s'irradient jusque dans l'oreille. Elles sont ramenées à chaque instant par la parole, par la toux, la mastication, par l'action de boire ou un contact quelconque sur la partie douloureuse. Pendant la crise, la moitié correspondante de la figure est rouge et congestionnée ; de plus, les sécrétions lacrymale et salivaire sont très augmentées. Les irradiations douloureuses se font jusque dans la nuque et l'épaule.

Les crises, qui reviennent à peu près tous les quarts d'heure, durent deux minutes au plus ; plus fréquentes et plus douloureuses pendant la nuit, elles occasionnent pendant toute la durée de l'accès une insomnie presque complète chez la malade qui ne peut ni se coucher, ni même s'appuyer du côté malade. La durée de l'accès est ordinairement de quinze à vingt jours. Toutefois, depuis trois mois ils ont été à peu près subintrants et la malade n'a presque plus eu un moment de repos. Il faut ajouter que dans l'intervalle des crises et même des accès, il y a toujours un endolorissement très marqué de la région.

A son arrivée à l'Hôtel-Dieu, on constate que la malade présente les points douloureux ordinaires de la névralgie

faciale, sus-orbitaire, sous-orbitaire, malaire, mentonnier, etc.
D'ailleurs toute exploration est presque insoutenable pour la
malade.

Opération le 19 mars. Élongation et arrachement des nerfs
sus-orbitaire, sous-orbitaire et dentaire inférieur.

Le soir du même jour, les crises douloureuses sont aussi fréquentes et aussi intenses; l'opération n'a amené aucune espèce
de changement dans l'état de la malade.

Le 20, même état, la malade souffre toujours autant et a pris
depuis la veille une centaine de crises environ. On constate
de façon aussi nette que possible que, dans la sphère d'innervation des nerfs arrachés, l'anesthésie est absolument
complète, bien que la douleur en ces régions soit à peu près
constante; la malade en répondant immobilise instinctivement
le côté gauche, et ne parle qu'avec la moitié droite de la
bouche.

En raison du résultat négatif de la première intervention.
M. Jaboulay se décide à pratiquer, le 24 mars, la résection du
ganglion cervical supérieur.

Les jours suivants, les crises s'espacèrent rapidement.

Pansement et ablation des fils le sixième jour.

Le 1er avril, la malade ne prend plus que quelques rares
crises.

Les jours suivants, celles-ci disparaissent enfin.

Le 9 avril, la malade ne ressentant plus rien quitta l'hôpital,
présentant d'ailleurs toujours l'anesthésie consécutive aux
résections nerveuses pratiquées en premier lieu, mais ne
souffrant plus.

Dans une lettre du 24 juin 1900, la malade annonce que les
crises reviennent encore quelquefois, principalement le soir,
mais beaucoup moins intenses, et seulement à l'occasion d'une
irritation quelconque.

OBSERVATION XXV

*Névralgie faciale ancienne. — Résection du ganglion cer-
vical supérieur. — Disparition des douleurs dans le
domaine des nerfs maxillaires supérieur et inférieur. —
Persistance du point mentonnier.*

R. M..., religieuse, âgée de cinquante et un ans, entrée à
l'Hôtel-Dieu, salle Saint-Paul, le 11 mai 1900, pour des douleurs
névralgiques durant depuis cinq ans et siégeant au côté droit
de la figure.

Le début des douleurs se fit par la nuque puis, peu apres,
elles contournèrent l'oreille et envahirent la figure ; elles diminuèrent un peu après la ménopause qui eut lieu il y a quatre ans
mais cette accalmie fut de courte durée : les douleurs allèrent
en croissant. C'est depuis un an surtout qu'elles présentent
une telle intensité; elles étaient continuelles, exagérées surtout
au niveau du menton et de l'orbite ; elles survenaient à tout
propos, mais surtout en mangeant, en parlant : à chaque mouvement la douleur devenait plus aiguë, l'œil du côté droit devenait larmoyant, toute la face était rouge, tendue.

Ces crises n'ont cédé à aucune médication, et la malade en
est réduite à user fréquemment d'une solution de cocaïne, qui
lui procure dans la bouche une sensation d'engourdissement.

A son arrivée à l'hôpital, l'état est le même, les douleurs sont
très vives à la pression des points sus-orbitaire, sous-orbitaire,
mentonnier et auriculo-temporal.

Le côté droit du visage paraît plus grand que le côté gauche,
la commissure labiale droite semble un peu plus haute.

A ce niveau, le moindre frottement réveille une douleur des
plus vives, toutes les sensibilités sont conservées, c'est-à-dire
que tous les contacts se traduisent par un réveil de la douleur,
mais il arrive parfois que la malade ne s'aperçoit pas de la
piqûre d'une épingle.

La malade ne présente aucun autre signe : elle n'a jamais fait qu'une bronchite légère il y a vingt ans ; elle ne se plaint que de ses névralgies.

Intervention le 18 mai 1900.

Anesthésie à l'éther, découverte du tronc du sympathique suivant la méthode habituelle.

Après isolement du tronc, on le faradise avec un courant interrompu de faible intensité ; on constate alors une dilatation de la pupille et des mouvements rythmiques dans le trapèze et le sterno-mastoïdien.

Résection du ganglion cervical supérieur et d'une partie du tronc.

Le 19 mai, les douleurs sont encore très vives, au niveau du point mentonnier principalement ; ailleurs, il semble qu'il y ait une légère accalmie.

Le 21 mai, la sensibilité est toujours très vive, mais la malade perçoit plus distinctement et plus longtemps le contact d'une épingle, c'est dire que les douleurs sont moins faciles à réveiller.

Pendant qu'elle reste tranquille, les douleurs sont bien atténuées, et la malade dit qu'elle semble être constamment sous l'influence de la cocaïne, bien que cependant elle n'en fasse pas usage ; il n'y a que lorsqu'elle mange ou qu'elle parle que la douleur se réveille, mais il n'y a pas de crises comme avant l'opération.

Le 25 mai, les crises ne se sont pas reproduites, le point mentonnier est toujours douloureux spontanément et à la pression ; il y a une amélioration notable.

Le 31 mai, la malade quitte l'hôpital ; ses douleurs n'ont pas complètement cessé ; elles se manifestent toujours à l'occasion d'un mouvement, mais elles sont actuellement bien supportables.

On revoit la malade le 22 juin. La névralgie a disparu quelques jours après sa sortie de l'hôpital, dans le domaine des nerfs maxillaires supérieur et inférieur. La pression sur les points sus et sous-orbitaires, auriculo-temporal, n'est pas douloureuse et ne réveille pas de crise. Il en est de même sur la joue et la pommette droite. Il ne persiste que de la douleur à la pression du point mentonnier, et quelques lancées douloureuses dans le nerf du même nom.

OBSERVATION XXVI

Névralgie faciale rebelle. — Ancienne section du sous-orbitaire. — Ancienne section du nerf dentaire inférieur. — Ancienne section intra-cranienne du nerf maxillaire inférieur. — Résection du ganglion cervical supérieur. — Disparition des crises.

O. A..., âgé de soixante-six ans, entre à l'Hôtel-Dieu, salle Saint-Louis, le 8 mai 1900, pour des douleurs névralgiques persistantes, malgré les opérations qui lui ont déjà été pratiquées.

Le début de ces douleurs date de quinze ans, elles siégeaient dans la zone du trijumeau gauche, survenaient d'une façon intermittente, la nuit principalement; le malade resta ainsi pendant sept ans.

En 1892, première opération (faite par M. Dorcel), le nerf sous-orbitaire fut sectionné, les douleurs furent calmées pendant un an.

En 1893, les douleurs redevenant très violentes, le malade revint à l'Hôtel-Dieu; il fut opéré par M. Jaboulay, qui lui arracha le nerf dentaire inférieur par la voie buccale; les douleurs cessèrent pendant quelques mois.

En 1894, résection intra-cranienne du nerf maxillaire inférieur à sa sortie du ganglion de Gasser. Cette opération procura un soulagement considérable au malade, qui vécut ainsi pendant trois ans. Après cette période, les douleurs réapparurent d'abord légères, puis devinrent plus violentes depuis cinq mois surtout.

Actuellement la douleur survient par crise, la nuit principalement, sans cause connue, c'est une sensation d'engourdissement généralisé à toute la moitié gauche de la figure; les régions d'émergence des nerfs ne sont pas douloureuses plus spécialement, soit spontanément, soit à la pression ; cependant le rebord alvéolaire supérieu. gauche est particulièrement sensible. La sensibilité au tact, à la pression, à la piqûre, est conservée ; il n'y a que si on exagère que l'on provoque une crise.

Opération le 12 mai 1900.

Anesthésie à l'éther. Découverte du ganglion cervical supérieur. Faradisation du tronc. Résection du ganglion cervical supérieur et d'une partie de la chaîne.

Le 13 mai, les douleurs ont cédé presque complètement, comme après la première section du sous-orbitaire, dit lui-même le malade.

Le 14 mai, en mangeant, le malade a eu une crise douloureuse ; en dehors de cet accès, la sensation de douleur généralisée a disparu, les gencives supérieures gauches sont toujours cependant un peu sensibles.

Le 17 mai, pas de nouvel accès ; le malade ne ressent de douleurs que s'il mange ou s'il parle.

Le 26 mai, en mangeant un peu trop brusquement sur les gencives gauches, le malade a eu un nouvel accès douloureux : il n'avait pas souffert du tout depuis huit jours.

Le 28 mai, le malade quitte l'hôpital, les douleurs spontanées ont disparu ; il persiste seulement après les mouvements du maxillaire, après la parole ou la mastication, une légère sensation douloureuse, très supportable.

OBSERVATION XXVII (Cavazzani) (1)

Névralgie faciale intense datant d'un an et demi.
Résection du ganglion cervical supérieur. — Guérison.

Joseph O..., vingt-sept ans, demeurant à Venise, constitution un peu faible, lymphatique. Il y a sept ans, pendant son service militaire, le malade fut atteint d'une névralgie dentaire pour

(1) *Rivista veneta di Scienze mediche*, 15 février 1900.

laquelle il se fit extraire les dix molaires droites, dont les unes étaient cariées, les autres saines. Souffrances légères jusqu'à il y a un an et demi, époque où il présenta les premiers symptômes de la névralgie grave du trijumeau, d'abord dans le maxillaire supérieur puis bientôt après dans les deux autres branches.

Soixante-dix ou quatre-vingts fois par jour, le malade est tourmenté par une douleur très aiguë, s'irradiant dans toute la moitié droite de la face, douleur qui l'oblige instinctivement à comprimer, à frictionner violemment avec les deux mains la partie douloureuse, dans l'espérance d'obtenir ainsi un soulagement.

Les effets de cette pratique se voient sous forme d'excoriations, d'épilation, et d'efflorescences épidermiques, surtout vers la commissure droite, dans les lèvres et sur la joue. L'expression de la figure est un peu modifiée de ce côté et les sillons naturels sont un peu moins apparents.

La douleur est accompagnée de rougeur vive du côté malade et de violents spasmes dans les muscles de la face amenant des grimaces et des contorsions.

Les crises surviennent brusquement, annoncées par une série de pulsations brèves et fréquentes dans les dents inférieures droites ; ces pulsations, que le malade compare au tic-tac d'une horloge, durent peu de temps. La crise entière dure une minute ou deux et cesse tout à coup ; le malade, qui ne perd pas connaissance, peut parler de suite après.

L'action de parler un peu vite, de manger, les contacts chauds ou froids amènent la crise ; celle-ci est aussi provoquée par une pression moyenne au niveau du trou dentaire inférieur.

Le malade a essayé tous les traitements médicaux, l'électricité, l'extraction de quelques racines dentaires déjà cachées sous les gencives, et la résection du rebord alvéolaire du maxillaire supérieur.

On rejette comme insuffisantes les diverses sections ou résections nerveuses, la gasserectomie comme trop grave, pour pratiquer la résection du ganglion cervical supérieur droit.

Opération (Cavazzani), le 27 novembre 1899.

Pendant trente-six heures, le malade ne présenta aucune crise. Les jours suivants elles reparurent, mais sans atteindre l'intensité primitive ; le malade reconnaît qu'il souffre à peine la moitié de ce qu'il souffrait avant l'opération : les douleurs sont limitées au nerf maxillaire supérieur.

Durant les jours suivants, la douleur alla de nouveau en diminuant progressivement. Elle se restreint à un rameau nerveux de la lèvre supérieure et se fait sentir, mais tolérable, seulement lors de l'absorption d'aliments trop chauds ou trop froids, et lorsque le malade parle. Peut-être est-elle due à l'irritation d'une petite plaie qui reste sur le rebord alvéolaire.

On prend quelques mesures d'hygiène pour soustraire le patient aux causes de refroidissement. Les douleurs diminuent encore et disparaissent définitivement à partir du 10 décembre, soit seize jours après l'opération.

Depuis le 27 novembre, on avait suspendu toute administration de médicaments, pour juger exactement du résultat ; une seule fois, le 28, un médecin assistant, non prévenu, administra 3 centigrammes de chlorhydrate de morphine qui amenèrent un peu de calme pendant la nuit.

Mais l'effet du médicament une fois terminé, on persévéra dans l'abstention primitive.

La plaie cervicale donna le sixième jour un léger suintement séro-sanguinolent, quand on enleva les sutures, suintement qui sécha et ne se reproduisit pas. Cicatrisation complète au douzième jour.

Cavazzani est convaincu qu'il ne s'agit là ni d'un phénomène de suggestion, ni d'un succès comme il peut s'en produire dans l'épilepsie, à la suite d'un violent traumatisme accidentel ou opératoire.

La disparition graduelle des douleurs, leur modification immédiate après l'opération, lui font croire que l'effet est réellement dû à une influence trophique directe du sympathique sur le ganglion de Gasser.

OBSERVATION XXVIII (Chipault) (1)

Homme, soixante ans, souffrant depuis trente-trois ans d'une forme extrêmement rebelle, grave et progressive de névralgie faciale, plus marquée sur le territoire du nerf maxillaire supérieur. Tout avait été essayé sans succès, en particulier l'opium et le sulfate de quinine.

Résection du ganglion cervical supérieur du sympathique. Disparition de la douleur quarante-huit heures après l'opération. Il ne reste qu'une insignifiante sensation de chaleur sur la gencive.

(1. *Académie de Médecine*, 19 mai 1900.

CHAPITRE VIII

DÉDUCTIONS PATHOGÉNIQUES ET CONCLUSIONS

Maintenant que nous avons décrit la chirurgie du sympathique dans diverses affections douloureuses, et montré sans parti pris les résultats, voyons les conclusions que nous pouvons tirer légitimement de cette étude.

Il nous semble d'abord qu'au point de vue du traitement, il y a là plus qu'une indication théorique. Évidemment, nous ne voulons pas dire ici que la modification des différents segments du système sympathique est une panacée certaine contre tous les cas de névralgie. Tout au plus pouvons-nous espérer encore de nouveaux succès dans cette voie, mais ni nos résultats ne sont assez anciens, ni assez nombreuses nos observations, pour justifier dès maintenant une affirmation semblable. Nous avons voulu exposer dés résultats, des cas incontestablement très intéressants, mais non faire un plaidoyer; et en matière de thérapeutique nerveuse surtout, nous croyons que toute assertion a besoin, pour être prouvée, de la « forêt de faits » dont parle Bacon.

Toutefois nos observations, pour n'être pas en très grand nombre, sont cependant assez encourageantes, surtout en ce qui concerne la névralgie faciale, pour que les chirurgiens puissent recourir aux opérations citées plus haut; nous croyons que d'autres succès leur sont promis, et cela nous suffit pour conseiller ces interventions dans les névralgies rebelles, qui défient si souvent les efforts de la médecine et de la chirurgie. Nous serions heureux de voir les quelques succès enregistrés par nous n'être que le début d'une statistique, bientôt assez probante scientifiquement pour entraîner la conviction de tous, et donner aux opérations nouvelles un droit de cité définitif dans la thérapeutique des syndrômes douloureux.

Une autre conclusion, pathogénique cette fois, découle encore des faits cités plus haut, et nous l'avons plusieurs fois indiquée au cours de ce travail. C'est celle-ci : puisque dans les névralgies, en intervenant sur le sympathique on fait cesser la douleur, on doit évidemment en conclure, sinon que celui-ci est malade, du moins qu'il entrait comme facteur important dans la genèse du symptôme disparu, ou que, par son intermédiaire, l'intervention a amené une modification favorable dans le nerf douloureux.

Il est probable, d'ailleurs, que cette participation du système ganglionnaire n'est pas la même pour les différentes névralgies; que les névralgies pelviennes ou viscérales soient sous la dépendance directe d'un état sympathique morbide, tout le monde, ou peu s'en faut, l'admet; certaines des affections cataloguées mélalgies ou arthro-névralgies sont dans le même cas et relèvent du même système; mais nous croyons qu'il faut aller plus loin, et admettre une action sympathique réelle dans les névralgies franches des membres ou de la face.

Sans doute, si le sciatique ou un nerf intercostal, par exemple, est atteint de névralgie, on ne peut dire que la faute en soit forcément au système ganglionnaire; il y a trop de cas où l'origine même du mal, où l'épine se trouve sûrement dans le nerf atteint (traumatisme, compression par tumeur ou par un cal); ce que nous voulons dire, c'est que, fréquemment, l'apparition des symptômes doit être en rapport avec une action encore inconnue des fibres sympathiques, s'exerçant, probablement par l'intermédiaire des fonctions trophique ou circulatoire, sur la substance même du nerf. On sait d'ailleurs qu'il y a des névrites douloureuses et d'autres pas; il faut bien admettre que dans le premier cas, un élément se trouve, qui manque dans le second.

Il est évident qu'actuellement il est impossible d'élucider la cause intime, le *pourquoi* de la névralgie, mais si l'on cherche à comprendre le *comment*, on est bien obligé d'en venir à dire, avec Erb, qu'elle est une *forme précise, spéciale*, des troubles de la nutrition dans l'appareil des nerfs sensibles. C'est cette modification intime que Mœbius a appelée névralgique. Or, s'il s'agit d'un trouble nutritif, n'est-ce pas d'avance accuser le système végétatif, puisque c'est à lui qu'est dévolue la direction des échanges vitaux accomplis au sein des tissus, quels qu'ils soient ?

On nous objectera que ce n'est là qu'une hypothèse, et que malgré leur autorité, Erb et Mœbius sont faillibles; peut-être, mais alors l'explication des succès relatés plus haut, dans la névralgie faciale par exemple, devient singulièrement obscure. C'est là, on en conviendra, un argument d'ordre thérapeutique, dont l'importance est incontestable.

Nous ajouterons encore quelques faits militant dans le même sens. Les phénomènes vaso-moteurs accompagnant les paroxysmes demandent l'intervention, collatérale au moins, des fibres sympathiques régulatrices de la circulation. Inversement, il est des cas où la douleur varie avec la position élevée ou déclive de la région, et l'irrigation sanguine de celle-ci. Les faits observés dans la prosopalgie, les lésions vasculaires intra-nerveuses notées dans quelques nécropsies, montrent l'influence qu'a sur la douleur l'afflux du sang dans le nerf, et par suite celle que peut avoir la dilatation ou la constriction de ses vaisseaux interstitiels.

Ajoutons encore que, si l'on admet l'origine primitivement sympathique de la *modification névralgique*, on peut facilement expliquer, et l'insuccès absolu des résections nerveuses dans certaines observations, et dans d'autres, les récidives se produisant par la suite. Dans le premier cas, le nerf présentait des altérations dans sa nutrition au-dessus du point sectionné; dans le second, ces altérations, d'abord périphériques, ont gagné peu à peu le tronc nerveux plus près de son origine. Si l'on tient compte du fait que les nerfs reçoivent des filets anastomotiques sympathiques et cela à différents niveaux (on pourrait presque dire tout le long de leurs parcours), il est facile d'admettre qu'il ne s'agit pas là d'un processus pathologique remontant directement le long du nerf malade, mais bien d'une altération d'abord périphérique, puis ascendante, dépendant dans les deux cas d'une action collatérale, extérieure, par rapport au nerf en cause et ayant son origine dans le système ganglionnaire.

Enfin, un dernier argument nous est fourni par l'existence des *nervi nervorum*. Ceux-ci, longtemps considérés comme hypothétiques, ont aujourd'hui une existence démontrée, et il faut admettre qu'ils dépendent du grand sympathique.

On a bien avancé qu'ils proviennent du nerf même auquel ils sont destinés. Le fait anatomique est bien possible, probable même, mais qu'est-ce que cela prouve ?

Tous les nerfs sont pourvus de fibres sympathiques, soit par leur origine même, soit par leurs anastomoses, soit enfin par les vaisseaux qu'ils reçoivent. Ensuite la disposition des *nervi nervorum* en plexus à mailles allongées le long des faisceaux nerveux, avant leur ramification terminale dans le névrilemme, leur plus grande abondance autour des vaisseaux, et surtout leur nature de fibres amyéliniques, affirment leur origine sympathique.

Nous voyons donc que les nerfs peuvent être considérés en eux-même comme analogues aux autres organes, et qu'il n'y a pas de raison pour dénier à leurs nerfs à eux les fonctions que l'on attribue aux nerfs propres d'un appareil organique quelconque.

Les *nervi nervorum* ont autant de raison d'être regardés comme sensibles que les filets qui accompagnent les vaisseaux ; les plexus péri-artériels sont bien pourvus de la sensibilité, la douleur qui suit une ligature d'artère en est la preuve.

Et, entre parenthèses, si l'on admet la fonction sensitive des *nervi nervorum*, on explique du même coup les points de Valleix. On sait les discussions qui ont eu lieu à ce sujet, Romberg les niait, mais ils ne sont pas niables. Valleix, Sandras, Lender, Cartaz ont apporté des théories différentes pour les expliquer, théories parfois séduisantes, mais toutes passibles d'objections.

Il est plus simple de dire que dans la névralgie, lorsque le nerf lui-même est douloureux, il ne l'est pas en tant que nerf, mais en tant qu'organe quelconque, et que, par suite, il faut en chercher la cause dans son innervation à lui, c'est-à-dire dans ses *nervi nervorum*. On explique aisément ainsi la cessation de la douleur dans le nerf après interruption, à leur origine, des filets sympathiques qui lui sont destinés, ou tout au moins après modification opératoire du territoire nerveux où ces filets prennent naissance.

Mais il faut aller plus loin ; les *nervi nervorum* sont non seulement sensitifs, mais encore trophiques et vaso-moteurs ; c'est là d'ailleurs chose admise depuis long-temps. Or, il nous semble, d'après les faits signalés plus haut, d'après surtout les résultats constatés dans les névralgies après les interventions sur le sympathique, que c'est souvent dans ce système que doit se trouver le point de départ de l'affection ou pour mieux dire son *primum movens*. La façon la plus simple, à tout prendre, de con-cevoir la *modification névralgique*, c'est de la considérer comme le résultat d'une viciation dans le trophisme du nerf. Évidemment c'est bien celui-ci qui est malade dans son tronc, dans ses branches ou peut-être dans ses origines (suivant que l'on admet la théorie centrale ou périphé-rique de la névralgie). c'est bien lui qui est douloureux localement et par irradiations, mais souvent il ne le devient que par suite d'une altération dans sa nutrition

intime, que cette altération soit directement trophique,
ou indirectement amenée par l'intermédiaire de la circulation. Et lorsqu'il n'y a pas dans le nerf lui-même d'épine
pouvant expliquer l'apparition du processus pathologique,
c'est dans le système du grand sympathique qu'il faudra
chercher la cause initiale de cette altération, dont l'affection douloureuse est la résultante clinique.

C'est là une conception pathogénique nouvelle que l'on
pourrait qualifier, si nous ne craignions pas d'employer un
terme peut-être trop prétentieux, de *théorie sympathique*
de la genèse des névralgies.

CONCLUSIONS

1° Dans les névralgies et syndromes douloureux du bassin, le décollement du rectum (Jaboulay) agit directement en supprimant une partie des connexions centrales des nerfs douloureux, et en amenant dans tous les plexus nerveux pelviens des modifications consécutives. Lorsqu'il s'agit de névralgies rebelles siégeant dans le plexus nerveux utéro-ovarien, on pourra pratiquer la résection de ce plexus (Ruggi).

2° Dans les douleurs névralgiques et névralgiformes, ainsi que dans les troubles trophiques ou vaso-moteurs du membre inférieur, le décollement du rectum agit par la suppression des filets sympathiques s'anastomosant avec les racines du sciatique, et probablement en amenant, par la suite, des altérations trophiques ou circulatoires dans le tronc même de celui-ci.

3° Dans les viscéralgies abdominales rebelles, l'élongation et la discision des filets du plexus solaire amène la disparition de la douleur et des symptômes d'excitation de ce plexus. Dans un certain nombre d'affections paraissant sous la dépendance directe du sympathique abdominal, la modification de celui-ci, par l'intermédiaire du plexus solaire, est peut-être appelée à rendre service (Jaboulay).

4° Dans les névralgies du membre supérieur, on pourrait, par analogie avec le membre inférieur, essayer d'agir sur le territoire sympathique qui fournit les nerfs ganglionnaires du bras.

5° L'extirpation du ganglion cervical supérieur dans la névralgie faciale (Jaboulay) amène la disparition progressive des crises douloureuses, probablement par une action trophique sur les origines du nerf, sur son tronc, sur le ganglion de Gasser ou ses branches.

6° Il est permis de croire, de par ces faits et d'autres raisons, que dans un certain nombre de névralgies le *primum movens* siège dans le système sympathique. Celui-ci serait, soit par action trophique directe, soit indirectement par l'intermédiaire de la circulation intra-nerveuse, l'agent initial de l'altération encore inconnue qui se traduit cliniquement par la névralgie.

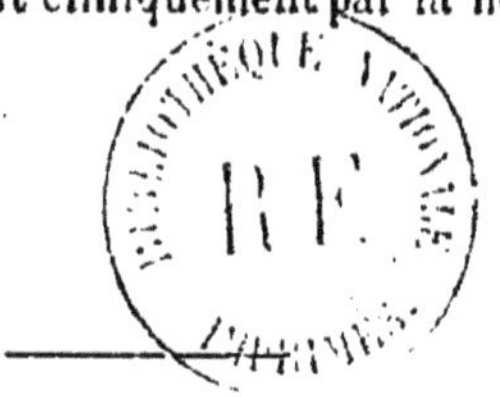

BIBLIOGRAPHIE

Allier. — Compression des artères dans le traitement des névralgies. *Rev. de Thérap.*, 1854, n° 6.

Anstie. — Neuralgia and the diseases that resemble it.

Axenfeld. — Traité des névroses.

Bard. — Premier congrès de médecine, Lyon 1894. Considérations sur la pathologie des plexus viscéraux.

Bernutz. — Maladies des femmes.

Blum. — Th. agrégat. 1875.

Brodie. — Lectures illustrative of certain local nervous affections, Londres, 1837.

— Neuralgia of the joints, 1860.

Cavazzani. — *Rivista Veneta di Scienze mediche*, 1930.

Charrier. — Th. Paris 1862. Contracture du sphincter vaginal.

Chipault et Demoulin. — *Trav. neurolog. chirurg.* 1896

Coutin. — Th. Lyon 1898, Étiologie et pathogénie des névralgies.

Dastre et Morat. — *Société de Biologie*, 1883. — Recherches sur les vaso-moteurs, Paris 1884.

Dolbeau. — *Gaz. des hôpitaux*, 1868.

Doyen. — Technique chirurgicale.

Erb. — Traité d'électrothérapie. Trad. Rueff.

Eulenburg et Guttman. — Die pathologie des sympathicus auf Grundlage, Berlin 1873.

Eulenburg et Landois. — Die vaso-motorischen Nevrosen, *Wiener med. Wochenschrift*, 1867.

Fourquet. — Th. Bordeaux, 1890. Sciatique réflexe dans les affections des organes génitaux.

François-Franck. — Dictionnaire encyclopédique des sc. méd. Art. Sympathique.

Gaillard Thomas. — Maladies des femmes.

Gaskell. — *The Journal of Physiology*, 1886. Recherches sur le système nerveux viscéral et vasculaire. *Arch. de Phys.* 1888.

Grasset et Rauzier. — Maladies du système nerveux.

Gosselin. — Clin. chirurg. Charité, 1873.

Hammond. — Maladies du système nerveux.

Hasse. — Malattie nervose.

Hirt. — Maladies du système nerveux.

Pet. — Conséquences pour le système nerveux central de l'ablation du ganglion cervical supérieur, Amsterdam, 1898.

Hoeben. — Over een centrum oculo-spinale, Utrecht, 1896.

Jaboulay. — *Lyon Médical*, 1899, vol. I, p. 102, 175, 279, 431; vol. II, p. 129, 215; vol. III, p. 39.

Laboulbène. — Névralgies viscérales, Th. agrég., Paris, 1860.

Labadie-Lagrave et Legueu. — Traité de gynécologie.

Lawson Tait. — Maladies des femmes.

Le Bailly. — Th. Paris, 1881, Névralgie iléo-lombaire symptomatique des affections des organes génito-urinaires chez la femme.

Lutaud. — Th. Paris, 1874, Vaginisme.

Malgaigne. — *Rev. Méd. Chir.*, 1848.

Morat et Doyon. — *C. R.*, 12 juillet 1897.

Mislawsky et Elinson. — *Soc. Biologie*, 1896.

Nottebaum. — Sur la dégénérescence secondaire du sympathique cervical, th. Marbourg, 1897.

Pozzi. — Gynécologie.

Richelot. — Hystérectomie vaginale.

Rosenthal. — Maladies du système nerveux.

Romberg. — *Lehrbuch der nerv. Krankh.*, Berlin, 1851.

REGGI. — Sulla simpatectomia al collo e all'addome. *Policli-nico*, 15 mai 1899.

SANDRAS. — Maladies nerveuses.

SOULIÉ. — Système nerveux, in Anat. de Poirier.

TERMIER. — Nouvelles interventions sur le sympathique dans les névralgies, *Arch. Prov. de Chirurgie*, 1899.

VALLEIX. — Traité des névralgies.

VISCA. — Th. Paris, 1870.

LYON

IMPRIMERIE A. STORCK & Cie

8, Rue de la Méditerranée, 8

www.ingramcontent.com/pod-product-compliance
Ingram Content Group UK Ltd.
Pitfield, Milton Keynes, MK11 3LW, UK
UKHW021934070726
13614UKWH00001B/422